Hefte zur Unfallheilkunde
Beihefte zur Zeitschrift „Unfallheilkunde/
Traumatology"

Herausgegeben von J. Rehn und L. Schweiberer

143

D. Stolle   P. Naumann
K. Kremer   D. A. Loose

Antibiotica-Prophylaxe in der Traumatologie

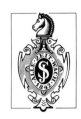

Springer-Verlag
Berlin Heidelberg New York 1980

Reihenherausgeber

Prof. Dr. Jörg Rehn
Chirurgische Klinik und Poliklinik der Berufsgenossenschaftlichen Krankenanstalten „Bergmannsheil", Hunscheidtstraße 1, D-4630 Bochum

Prof. Dr. Leonhard Schweiberer
Direktor der Abteilung für Unfallchirurgie der Chirurgischen Universitätsklinik, D-6650 Homburg/Saar

Autoren

Dr. med. Dieter Stolle
Institut für Medizinische Mikrobiologie und Virologie der Universität Düsseldorf, Moorenstraße 5, D-4000 Düsseldorf 1
jetzt: Haus-Endt-Straße 217, D-4000 Düsseldorf 13

Prof. Dr. med. Peter Naumann
Direktor des Instituts für Medizinische Mikrobiologie und Virologie der Universität Düsseldorf, Moorenstraße 5, D-4000 Düsseldorf

Prof. Dr. med. Karl Kremer
Direktor der Chirurgischen Klinik und Poliklinik A der Universität Düsseldorf, Moorenstraße 5, D-4000 Düsseldorf 1

Priv.-Doz. Dr. med. habil. Dirk Alexander Loose
Chirurgische Klinik und Poliklinik A der Universität Düsseldorf, Moorenstraße 5, D-4000 Düsseldorf 1

ISBN 3-540-09851-8 Springer-Verlag Berlin Heidelberg New York
ISBN 0-387-09851-8 Springer-Verlag New York Heidelberg Berlin

CIP-Kurztitelaufnahme der Deutschen Bibliothek. Antibiotica-Prophylaxe in der Traumatologie/ D. Stolle ... – Berlin, Heidelberg, New York: Springer, 1980.
(Hefte zur Unfallheilkunde; 143)
ISBN 3-540-09851-8 (Berlin, Heidelberg, New York)
ISBN 0-387-09851-8 (New York, Heidelberg, Berlin)
NE: Stolle, Dieter [Mitarb.]

Das Werk ist urheberrechtlich geschützt. Die dadurch begründeten Rechte, insbesondere die der Übersetzung, des Nachdruckes, der Entnahme von Abbildungen, der Funksendung, der Wiedergabe auf photomechanischen oder ähnlichem Wege und der Speicherung der Datenverarbeitungsanlagen bleiben, auch bei nur auszugsweiser Verwertung, vorbehalten. Bei Vervielfältigungen für gewerbliche Zwecke ist gemäß § 54 UrHG eine Vergütung zu zahlen, deren Höhe mit dem Verlag zu vereinbaren ist.

© by Springer-Verlag Berlin Heidelberg 1980
Printed in Germany.

Die Wiedergabe von Gebrauchsnamen, Handelsnamen, Warenbezeichnungen usw. in diesem Buch berechtigt auch ohne besondere Kennzeichnung nicht zu der Annahme, daß solche Namen im Sinne der Warenzeichen- und Markenschutz-Gesetzgebung als frei zu betrachten wären und daher von jedermann benutzt werden dürften.

Druck und Buchbinderarbeiten: Oscar Brandstetter Druckerei KG, 6200 Wiesbaden.
2124/3140-543210

Vorwort

Auch heute noch – mehr als 30 Jahre nach Einführung der Antibiotica in die Therapie bakterieller Infektionen – wird eine auch prophylaktische Anwendung der Antibiotica unvermindert kontrovers und mit viel emotionalem Engagement diskutiert. Stellungnahmen, Bedenken und Einwänden aus mikrobiologischer Sicht werden mehr oder weniger überzeugende Resultate klinischer (retrospektiver und prospektiver) Studien entgegengehalten. Je nach Einstellung des Untersuchers und der von ihm gewählten Versuchsbedingungen lassen sie sich als Argumente für oder auch gegen eine Antibiotica-Prophylaxe verwenden. Vielfach ist es dabei für den Chirurgen außerordentlich schwer oder sogar unmöglich, die Dignität derartiger Veröffentlichungen hinsichtlich ihrer mikrobiologischen Parameter zu beurteilen, und umgekehrt ist der Mikrobiologe zumeist nicht in der Lage, die chirurgisch-klinische Relevanz solcher Studien zu erkennen und zu bewerten. Es erschien daher interessant und informativ, in gemeinsamer Arbeit von Chirurgen und Mikrobiologen das umfangreiche Schrifttum zu sichten und auszuwerten, das sich seit 1960 mit der Antibiotica-Prophylaxe in der Unfallheilkunde befaßt. Berücksichtigt wurden hierbei zunächst nur klinisch-kasuistische Berichte, während auf tierexperimentelle Studien bewußt verzichtet wurde – speziell in der Erkenntnis der nicht seltenen Abhängigkeit einer Antibiotica-Prophylaxe auch von wirtschaftlichen Interessenbindungen und der in weiten Grenzen möglichen Manipulierbarkeit gerade des Tierversuches. Das Ergebnis dieser interdisziplinären Literaturrecherche liegt nunmehr vor und wird hoffentlich dazu beitragen, die oft leidenschaftliche Diskussion zur komplexen Thematik einer Antibiotica-Prophylaxe in der Traumatologie zu versachlichen.

Im Dezember 1979
K. Kremer
P. Naumann

Kurzfassung

Zur Beantwortung der Frage nach Sinn und Berechtigung einer Antibiotica-Prophylaxe in der Traumatologie wurde das einschlägige Schrifttum untersucht. Ausgewertet wurden dabei sowohl die Erfahrungen aus der zivilen Traumatologie als auch kriegschirurgische Veröffentlichungen. Die Literaturrecherche beschränkte sich auf die neuere Literatur ab ca. 1960. Nicht berücksichtigt wurden tierexperimentelle Arbeiten und Publikationen zum Thema Verbrennungen.

Nach vorausgehender Darstellung und Abhandlung der vorliegenden Publikationen, geordnet nach Verletzungslokalisation, konnte eine wertende Schlußfolgerung gezogen werden: Eine klare Aussage ließ sich nur aus einem kleinen Teil der untersuchten Literatur ableiten. Hier wurde in *keinem* Fall eine Begründung für eine erfolgreiche Antibiotica-Prophylaxe in der Traumatologie gefunden. Ein weiterer Teil der Untersuchungen wies Verstöße gegen statistische Prinzipien auf oder war aus anderen Gründen angreifbar. Diese Arbeiten konnten zu einer Urteilsbildung nicht herangezogen werden. Ein letzter Teil der Studien war durch das Fehlen einer Antibiotica-freien Kontrollgruppe gekennzeichnet, so daß nur eine ärztlich-emotionale Motivation der Antibiotica-Prophylaxe sichtbar wurde. In diesen Bereich fielen die Untersuchungen über Bauchtraumen und Schädel-Hirn-Verletzungen.

Bei Fehlen einer medizinischen, wissenschaftlich abgesicherten Indikation wurden die Gründe einer ärztlich-emotionalen Motivation erörtert.

Nach Abwägen der lediglich erhofften Vorteile und der gesicherten Nachteile mußten auf Grund mikrobiologischer und pharmakokinetischer Gesichtspunkte Sinn und damit Berechtigung einer Antibiotica-Prophylaxe in der Traumatologie grundsätzlich verneint werden.

Summary

The problem of prophylactic use of antibiotics in traumatology was investigated in the relevant literature. Hereby the field of war surgery was considered as well as experiences in civil traumatology. Only the newer literature was taken into account beginning approximately 1960. Experimental data from animals and the problem of burns were omitted.

After preceding discussions of the present literature, arranged according to the location of injury, an evaluating conclusion could be drawn.

A clear statement was deducible from a few publications of the reviewed literature only. A proofed base for a successful antibiotic prophylaxis was found in *no* case.

Some of the publications did not follow statistical principles or were open to criticism for other reasons. These studies were not taken into consideration for the conclusion.

Another series of publications was characterized by a lack of an antibiotic-free control group in the study thus only a medical and emotional motivation for antibiotic prophylaxis was evident. In this range investigations for abdominal trauma and craniocerebral injuries were found.

A scientifically verified indication was missing. The medical and emotional motivation was discussed.

Because of microbiological and pharmacokinetic reasons and weighing the only expected advantages against the sure disadvantages the efficiency of antibiotic prophylaxis has to be denied principally in the field of traumatology.

Inhaltsverzeichnis

1	Einführung	1
2	Vorbemerkungen zur Fragestellung der Antibiotica-Prophylaxe in der Traumatologie	3
3	Spezielle Erfahrungen mit der Antibiotica-Prophylaxe	5
3.1	Bagatellverletzungen	5
3.2	Extremitätenverletzungen	12
3.2.1	Handverletzungen	12
3.2.2	Extremitätenverletzungen, die nicht das Gebiet der Hand betreffen	15
3.3	Abdominalverletzungen	21
3.4	Thoraxverletzungen	26
3.5	Schädelverletzungen	32
3.5.1	Verletzungen des Gesichtsschädels	32
3.5.2	Kombinierte Schädel-Hirn-Verletzungen	33
3.5.3	Schädelverletzungen mit Liquorrhoe	35
3.5.4	Antibiotica-Prophylaxe bei Augenverletzungen	40
3.6	Verletzungen ohne Zuordnung zu bestimmten Körperregionen	40
3.7	Gezielte Prophylaxe bei Verdacht auf Infektion mit Clostridien	43
4	Wertende Schlußfolgerungen	45
5	Literaturverzeichnis	47
6	Sachverzeichnis	53

1 Einführung

In der Chirurgie ist die Infektion auch heute noch eines der großen Probleme trotz aller Erkenntnisse über Anti- und Asepsis und der großen Fortschritte auf dem Gebiet der chirurgischen Technik [3]. Die Rolle der Antibiotica bei dieser Problemlösung ist ein sehr kontroverses Thema, das zu diskutieren genauso schwierig sei „als würde man über religiöse oder politische Weltanschauungen streiten" [2]. Bereits der Student der Medizin wird mit den widersprüchlichsten Meinungen aus der Taschenbuchliteratur über Antibiotica konfrontiert. Je nach Autor wird dabei eine Antibiotica-Prophylaxe in der Chirurgie propagiert [42] oder abgelehnt [49]. Insgesamt hat sich im Lauf der Zeit jedoch eine kritischere Haltung herausgebildet. Bedingt durch die hervorragenden Erfolge der Antibiotica in der Therapie, schien zunächst die Überzeugung vorzuherrschen, es gäbe keine Probleme mehr mit Wundinfektionen [1]. Dieser ersten allgemeinen Zustimmung einer Antibiotica-Prophylaxe folgte jedoch die Ernüchterung, „daß der antibiotische Schirm keine Universalhilfe zur Verdeckung nachlässiger Chirurgie sei" [31].

In der hier vorliegenden Studie soll der Versuch unternommen werden, das bisherige Wissen über die prophylaktische Antibiotica-Anwendung zur Infektionsverhütung in der Traumatologie zu sammeln und einer objektiven Wertung zu unterziehen.

Es wurde dabei nur die neuere Literatur ab ca. 1960 berücksichtigt, da viele vor dieser Zeit veröffentlichte Ergebnisse durch die spätere Entdeckung weiterer Antibiotica wie Ampicillin (1962), Oxacillin (1962), Gentamicin (1963) und Cephalosporine (1964) nicht mehr dem aktuellen Stand der heute zur Verfügung stehenden Antibiotica entsprechen. Dies gilt sowohl im Hinblick auf die Resistenzsituation der Keime als auch auf die heute stark eingeschränkte Indikation bestimmter Antibiotica aus den Anfängen der Chemotherapie wie z.B. Chloramphenicol und Streptomycin.

Auch wurde bewußt auf die Einbeziehung tierexperimenteller Studien verzichtet. Maßgebend waren hierbei die Erkenntnis der starken Abhängigkeit aller Fragen der Antibiotica-Prophylaxe von wirtschaftlichen Interessenbindungen und der in weiten Grenzen möglichen Manipulierbarkeit gerade des Tierversuchs. Weiterhin müssen bei der Bewertung einer Antibiotica-Prophylaxe Nebenwirkungen mitberücksichtigt werden, die bei einem Tierversuch meist unerkannt bleiben. Dies gilt für die Manifestation eines Hautausschlages als Ausdruck einer allergischen Reaktion ebenso wie für eventuelle toxische Spätschäden der Niere, der Leber, des Knochenmarks etc.. Aber auch die Veränderungen der körpereigenen und damit ebenso der Hospitalflora durch den Selektionsdruck der bei allgemein angewandter Prophylaxe massenhaft eingesetzten Antibiotica muß als Nebenwirkung indirekter Art in die Bewertung eingehen.

Bei der Auswahl der Literatur wurden Verbrennungen nicht berücksichtigt. Im Vergleich mit Verletzungen anderer Art würde die spezielle Problematik der Verbrennungen den hier gesetzten Rahmen sprengen, da hier Schock- und Schmerzbekämpfung, Flüssigkeitsersatz und Elektrolytausgleich ganz im Vordergrund stehen. Als idealer Nährboden ist die primär sterile Brandwunde sekundär besonders stark infektionsgefährdet [23, 31, 87]. Anderseits bringt jede Antibiotica-Anwendung einen schnellen Erregerwechsel mit sich, so daß das Problem der Keimselektionierung auftritt. Strenge Asepsis ist daher erste Forderung. Darüber hinaus ist ohnehin eine intensive Zusammenarbeit seitens der

Medizinischen Mikrobiologie mit den chirurgischen Zentren sowohl in diagnostischen als auch in therapeutischen Fragen bei der Betreuung von Verbrennungen zu fordern.

Besonderer Wert bei der Beurteilung der publizierten Studien wurde auf die Einhaltung statistischer Grundvoraussetzungen gelegt. Bei Vergleich von Kollektiven muß das Prinzip der Zufallsauswahl und der Gleichheit der Gruppen bezüglich beeinflussender Eigenschaften gewahrt sein [20, 101]. Andererseits besagt ein signifikant nachgewiesener Unterschied nichts über kausale Zusammenhänge, so daß auch die logische Verknüpfung und Plausibilität der Ergebnisse einer kritischen Würdigung unterzogen werden muß. Bei der Betrachtung der zahlenmäßigen Erfolgsquote einer Infektionsverhütung darf auch nicht das möglich Spektrum von Nebenwirkungen wie Überempfindlichkeiten, Toxizität und Keimselektionierung außer acht gelassen werden [58, 81]. In vielen Studien über Penicillin-Anwendung wurden Personen mit allergischer Diathese nicht einbezogen wegen der hohen Sensibilisierungsgefahr, die nach van Ardsel [8a] 1–4 Fälle von Anaphylaxie auf 10.000 Personen beträgt. Bei der möglichen Massenanwendung eines Antibioticums müssen jedoch auch seltene Ereignisse in der Bewertung berücksichtigt werden.

Nicht zuletzt galt das Augenmerk der bereits von v. Redwitz 1949 [92a] erkannten „Gefahr der klinischen Fehlbeobachtungen und Selbsttäuschungen unter dem Einfluß der mächtigen Suggestion der erfolgreichen chemotherapeutischen Forschung und der industriellen Werbung".

2 Vorbemerkungen zur Fragestellung der Antibiotica-Prophylaxe in der Traumatologie

Die Wunde ist das Ergebnis einer Wundsetzung. Dies kann infolge eines medizinischen Vorgehens geschehen sein, oder es ist das Resultat einer Verletzung oder Verwundung (Trauma). In allen Fällen ist die Wunde definiert als Gewebedefekt [34]. Jede nicht unter den sterilen Kautelen einer aseptischen Operation gesetzte Wunde ist durch das verletzende Agens direkt oder durch sekundäre Keimverschleppung von Kleidung oder Haut kontaminiert [38, 105]. Durch Vermehrung dieser Keime, ihre Invasion ins Gewebe und die Reaktion des Organismus kommt es zur Infektion [90, 103, 118]. Es ist von verschiedenen Vorausbedingungen abhängig, ob der Organismus mit den eingedrungenen Keimen fertig wird, oder ob es zu einer Infektionsmanifestation kommt [34, 116] (Abb. 1). Die Inkubationszeit zwischen Wundsetzung und Infektionsmanifestation beträgt in der Regel 6–8 Stunden (sog. „Wundinkubationszeit" nach Friedrich) [34, 36, 105]. Die Allgemeinversorgung des Patienten ebenso wie die chirurgische Wundversorgung gehören unzweifelhaft zu den ersten Maßnahmen einer Prophylaxe vor manifester Infektion. Bei einer zusätzlichen Antibiotica-Gabe ist die Grenze zwischen Antibiotica-Prophylaxe und Therapie fließend: Das Angehen einer Infektion ist im Startpunkt weder faßbar noch vorhersagbar. Andererseits ist nicht der Applikationszeitpunkt des Antibioticums entscheidend, sondern der Zeitpunkt des Erreichens effektiver Wirkstoffkonzentrationen am Ort der Auseinander-

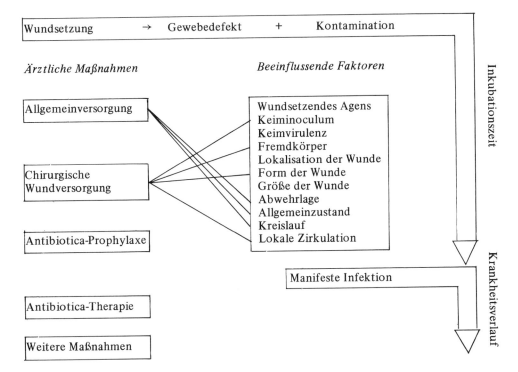

Abb. 1. Zusammenhänge zwischen Wundsetzung und manifester Infektion

setzung mit dem Erreger [83]. Es kann daher nur in einem eng begrenzten Zeitraum von einer echten Antibiotica-Prophylaxe gesprochen werden, wenn darunter die Verhinderung einer Infektionsmanifestation verstanden wird. Einige Autoren haben daher zumindest in theoretischen Überlegungen eine Antibiotica-Gabe vor einer möglichen Traumatisierung als optimale Lösung diskutiert [28, 56, 66], waren sich aber der Nichtdurchführbarkeit dieser Maßnahme bei Verwundeten und Verletzten bewußt.

3 Spezielle Erfahrungen mit der Antibiotica-Prophylaxe

3.1 Bagatellverletzungen

Um die ungeheure Flut an Meinungen und Warnungen, an prospektiven Studien und allgemeinen Erfahrungen miteinander vergleichen zu können, muß eine sinnvolle Gruppierung des Materials erfolgen. Als geeignetes Ordnungsprinzip hat sich eine Gliederung nach dem Verletzungsort erwiesen. Eine bewußte Ausnahme hiervon soll jedoch durch die gesonderte Behandlung der Bagatellverletzungen gemacht werden. Wie bereits aus dem Wortteil „Bagatell" zu ersehen, werden die hier einzuordnenden Verletzungen als harmlos angesehen und bieten damit das größte Betätigungsfeld der Selbsthilfe. Oft der Behandlung durch den Arzt vorenthalten, muß hier besonders kritisch die Berechtigung der von Laien applizierten Antibiotica-Behandlung geprüft werden. Der Begriff der Bagatellverletzung ist nur teildeckend mit dem der Gelegenheitswunde. Die Gelegenheitswunde beinhaltet durchaus auch schwerwiegende Verletzungen wie z.B. Quetschungen [34, 105]. Es sollen hier nur oberflächliche Wunden gemeint sein, die allenfalls einen Wundverschluß durch primäre Naht benötigen, nur in Ausnahmefällen jedoch einen mehrschichtigen Wundverschluß erfordern. Eine Reihe von Autoren hat in allgemeinen Abhandlungen das Für und Wider einer prophylaktischen Anwendung von Antibiotica bei Bagatellverletzungen erörtert. Taylor [112] sieht nur eine geringe Berechtigung der „antibiotischen Abdeckung" kleiner oberflächlicher Wunden, eine adäquate chirurgische Behandlung sollte üblicherweise ohne große Verzögerung möglich sein. Die chirurgische Behandlung sei der wichtigste Faktor zur Verhütung von Wundinfektion, da jede durch Trauma verursachte Wunde durch den Akt der Wundsetzung bakteriell kontaminiert sei. Er bezieht sich jedoch mit seiner ablehnenden Haltung vorwiegend auf die systemische Antibiotica-Anwendung. Für die lokale Anwendung wäre evtl. Bacitracin erfolgversprechend, doch lagen seinerzeit noch zu wenige Wertbemessungen vor. Eine generell ablehnende Haltung zur Frage der Antibiotica-Prophylaxe bei Gelegenheitswunden nimmt Hegemann [46] ein und belegt sie durch umfangreiche Literaturhinweise. Für ihn ist es ein „unerfüllter Wunschtraum", infektiöse Wundheilungsstörungen durch prophylaktische Chemotherapie zu verhüten. Gerade die lokale Chemotherapie müsse kritisch betrachtet werden, da sie ein „trügerisches Gefühl der Sicherheit" erzeuge, das dazu verführe, auf massive Anwendung solcher Mittel zu vertrauen. Es sei keine gute Chirurgie, schlechte Operationstechnik durch lokale Chemotherapie auszugleichen.

Auf einem Symposium über Prophylaxe und Behandlung von Infektionen anläßlich des 54th Clinical Congress of the American College of Surgeons wurde von Barnes [10] die Ansicht vertreten, daß oberflächliche, nicht grob kontaminierte Wunden keiner prophylaktischen Antibiotica-Gabe bedürfen. Andererseits wurde bei stark kontaminierten Wunden eine Berechtigung der systemischen Antibiotica-Anwendung gesehen. Ein spezielles Antibioticum wird jedoch nicht genannt, ein Entscheidungskriterium, was als stark kontaminiert und was als nicht stark kontaminiert angesehen wird, fehlt ebenfalls.

Die Frage einer prophylaktischen Anwendung von Antibiotica kann nach Timme [115] nicht mit Selbstverständlichkeit entschieden werden. Zunächst sei sie nach der Applikationsform zu unterscheiden. Nach von ihm nicht näher bezeichneten statistischen Untersuchungen habe die posttraumatische parenterale Antibiotica-Prophylaxe zu keiner Verminderung der Wundheilungsstörung geführt und würde daher abgelehnt. In „ausgewählten Fällen" schließe das jedoch eine parenterale Antibiotica-Gabe nicht aus. Eine lokale Antibiotica-Anwendung dagegen habe den Vorteil eines sonst unerreicht hohen Wirkstoffspiegels am Ort der Infektion. Durch die Forderung nach geringer Resoprtion des Lokalantibioticums wird jedoch eine Tiefenwirkung gleichzeitig ausgeschlossen. Trotz des Hinweises, daß Antibiotica die Wundheilung per se stören können [37], überwiegen für Timme die „unzweifelhaft positiven Aspekte", so daß er bei Gelegenheitswunden eine Indikation für die Anwendung eines Lokalantibioticums sieht. Als geeignete Substanzen werden Neomycin-Bacitracin-Kombinationen und Gentamicin empfohlen, und zwar insbesondere in der Puderform wegen des längeren Verweils am Ort der Infektion.

Boswick [15] macht eine Antibiotica-Empfehlung von verschiedenen Voraussetzungen abhängig: Bei kleineren Wunden mit bekannt niedrigem Verschmutzungsgrad seien Antibiotica unnötig. Bei Verletzungen, die nicht innerhalb weniger Stunden versorgt würden, sei „schon eher eine Notwendigkeit" für Antibiotica gegeben. Bei Verdacht auf Kontamination mit Anaerobiern müsse mit hohen Dosen – vorzugsweise Penicillin G oder Tetracyclin – behandelt werden. Unter Berücksichtigung der hohen Resistenzquote gerade von Cl. perfringens gegen Tetracyclin [97, 106] ist diese empfohlene Tetracyclin-Prophylaxe bei Verdacht auf Anaerobier-Kontamination jedoch fast als Kunstfehler zu verstehen.

Bei eindringlicher Warnung vor Mißbrauch wird von Gay [34] die Antibiotica-Prophylaxe als „wertvolle Ergänzung" zur chirurgischen Wundversorgung gesehen. Die Infektion als Spätkomplikation der Gelegenheitswunde wird jedoch hauptsächlich auf die falsche Einschätzung der Wunde durch den Arzt zurückgeführt. Obwohl „die Wunde das A und O der Chirurgie" sei, würde die Wundversorgung als „Anfängeroperation" vernachlässigt. Zur Beurteilung der Infektionsneigung einer Wunde seien zu berücksichtigen: Kontaminationsgrad, Größe und Form, Lokalisation der Wunde und Allgemeinzustand des Verletzten. Gesicht und Schädel seien weniger infektionsgefährdet als Fuß, Damm und Leistenregion. Eine eindeutige Indikationsliste, Antibiotica-Empfehlung oder Dosierungsvorschlag werden vermißt.

Eine gänzlich ablehnende Haltung vertritt Schink [105]. Antibiotica seien nur zur Bekämpfung einer ausgebrochenen Infektion einzusetzen, nicht aber als Routinemaßnahme, da es zu einer Steigerung der aseptischen Wundheilungsstörung komme. Auch warnt er vor weiteren negativen Folgen wie Auslösung allergischer, sensibilisierender oder toxischer Reaktionen sowie Selektion resistenter Keime. Bei lege artis durchgeführter Wundbehandlung mit Waschung, Wundausschneidung, Benutzung nicht quetschender Instrumente (Skalpell statt Schere [34]) sei in 96–98% der Fälle eine reaktionslose Heilung zu erwarten.

Als „Gewissensfrage des Arztes" sieht Lang [70] die Prophylaxe der Antibiotica, wobei bei stark verschmutzten Wunden eine Indikation in Erwägung gezogen werden könnte. Gleichzeitig warnt er jedoch, daß der Einsatz von Antibiotica nicht als „Tranquilizer" zur Beruhigung des Arztes und der Patienten angesehen werde. Die Prophylaxe zur „Beruhigung des medizinischen Gewissens" müsse entschieden abgelehnt werden.

Es fällt schwer, aus der bisher zitierten Vielfalt von Meinungen und Erfahrungsberichten ein gültiges Konzept zu filtern. Nur ein erkennbares Grundprinzip läßt sich bisher herausstellen: Schwerpunkt ist die chirurgische Wundversorgung, diese erfordert Können und Wissen. Die Antibiotica-Anwendung darf weder Ersatz noch Nothelfer unzureichender

Chirurgie sein. Alle weiterführenden Aussagen erfahren ebenso viele Befürworter wie Ablehner.

Es hat andererseits nicht an Versuchen gefehlt, auf Grund von prospektiven Studien oder retrospektiven Analysen zu einer eindeutigen Aussage zu kommen. Als eine Art Ist-Analyse läßt sich die Untersuchung von Galvin und de Simon [33] auffassen, die zum Ziel hatte, die Infektionsrate nach Versorgung oberflächlicher Verwundungen festzustellen. Die Schwierigkeit bestand nach Ansicht der Autoren darin, auch jene Patienten zu erfassen, die nach einer ambulanten Erstversorgung andere oder gar keine weiteren ärztlichen Stationen aufsuchten. 400 aufeinanderfolgende Patienten wurden in die Studie aufgenommen und unterrichtet. Voraussetzung war, daß die Verletzung durch einfache Naht versorgt werden konnte. Die Prizipien der chirurgischen Wundversorgung (Waschung der Wunde, Antisepsis) wurden streng befolgt. Bis auf eine Ausnahme durch Irrtum wurden keinerlei prophylaktische Antibiotica gegeben. Das Ergebnis ist bemerkenswert: 332 Patienten (= 83%) kehrten zurück, von denen zeigten 16 (= 5%) eine eitrige Wundinfektion. Nur in 9 der 16 Fälle konnte ein Mikroorganismus gezüchtet werden (1x coliformer Keim, 5x Staphylococcus aureus, 3x Staphylococcus epidermidis). Alle infizierten Wunden heilten spontan und komplikationslos nach Drainage, Nahtentfernung, lokaler Applikation von Bacitracin sowie parenteraler Anwendung von Penicillin G – und wären auch ohne Antibiotica nach chirurgischer Zweitversorgung abgeheilt. Es wird von den Autoren gezielt darauf hingewiesen, daß infolge eines Versehens auch die penicillinresistente Coliinfektion mit Penicillin behandelt wurde und ebenso prompt heilte wie die drei Staphylococcus aureus-Infektionen, die sich in vitro gleichfalls als penicillinresistent erwiesen. Es muß damit der Wert dieser ungezielten parenteralen Penicillintherapie zumindest als äußerst fragwürdig bezeichnet werden. Nach intensiven Bemühungen konnte von weiteren 48 Patienten (= 12%) der spätere Heilungsverlauf geklärt werden. Hier wurde von den Patienten selbst oder den weiterbehandelnden Ärzten eine Wundinfektionsrate von 5,8% angegeben. Abschließend bleibt festzuhalten, daß ohne Antibiotica-Prophylaxe nicht nur eine sehr geringe Wundinfektionsrate ermittelt wurde, sondern auch in den Fällen mit Infektion eine prompte und komplikationslose Heilung durch übliche chirurgische Maßnahmen erreicht werden konnte.

Zu einem ähnlichen Ergebnis kommt Illingworth [53] in einer retrospektiven Analyse einer unselektionierten Auswahl von Patienten der Notfallabteilung einer Kinderklinik. Von über 4.300 Verletztenversorgungen, was einem knappen Viertel des Jahresdurchgangs der Abteilung entsprach, wurden 107 zufallsausgesuchte Kinder näher untersucht. Die Verletzungen wurden nach den chirurgischen Prinzipien behandelt, wobei weder Sprays noch Antibiotica als Prophylaxe zur Anwendung kamen. Im einzelnen ergaben sich 39 Wundverschlüsse durch Naht, 50 Verschlüsse durch „Steristrip", 2 Verschlüsse durch Naht und „Steristrip", und in 16 Fällen genügte die einfache Wundreinigung mit nachfolgendem Verband. Alle Wunden heilten schnell und ohne Komplikationen. Bemerkenswert ist, daß in 8 Fällen ein vor Behandlung entnommener Wundabstrich das Wachstum pathogener Mikroorganismen ergab. In weiteren 5 Fällen wurden bei Abstrichwiederholung pathogene Keime gezüchtet. Ein gezielter Antibiotica-Einsatz mit Penicillin G erfolgte jedoch nur in den beiden vorliegenden Fällen einer Isolierung von hämolysierenden Streptokokken der Gruppe A. Die übrigen Keimisolierungen von unter anderem 4x Staphylococcus aureus, Enterobacter, Pseudomonas, Clostridium welchii mit Enterokokken und weiteren coliformen Keimen ergaben keinen Anlaß zu einer Antibiotica-Anwendung. Diese Wundinfektionsrate von „0" ist sicherlich als ein extremes Ergebnis zu werten, wobei auch das niedrige Lebensalter der Untersuchten als Bonus in bezug auf die Wundheilungsrate gesehen werden muß.

Der erste Versuch einer Gegenüberstellung zweier Kollektive, von denen eines als Kontroll-Gruppe zur entsprechenden Antibiotica-Prophylaxe-Gruppe galt, wurde 1965 von Scherer und Born [104] unternommen. Leider weist diese Studie erhebliche methodische Mängel auf. Die Seriosität der Untersuchung muß außerdem in Zweifel gezogen werden, da ein – primär nicht als solches gekennzeichnetes – Handelspräparat Gegenstand der Untersuchung war. An Hand der Dauer der Arbeitsunfähigkeit, die prospektiv per Attest geschätzt und als nicht-stetiger Parameter zur Wertbemessung ungeeignet ist, wird hier der mit einem lokal anwendbaren Antibiotica-Gemisch (Bacitracin mit Neomycin) behandelten Gruppe eine bessere Wundheilung bescheinigt. Die Gruppenzuweisung war gezielt ausgewählt, was gegen das Prinzip der Randomisierung verstößt. Die Antibiotica-Applikation geschah lokal als Stylus, Salbe, Lösung, Puder oder Spray; die Homogenität innerhalb der Gruppe ist damit zweifelhaft. In 46 von 289 Fällen wurde das Antibioticum ohne operative Wundversorgung angewandt, wobei zuvor darauf hingewiesen wurde, daß gerade nur verschmutzte und infektionsgefährdete Wunden der Antibiotica-Gruppe zugeleitet wurden. Da darüber hinaus in der Kontroll-Gruppe in einem wesentlich geringeren Anteil, nämlich in 28 von 315 Fällen, auf die blutige Versorgung verzichtet wurde, ist hier gegen das zuvor aufgewiesene einhellige Prinzip der Notwendigkeit und Vorrangigkeit der chirurgischen Wundversorgung verstoßen worden. Auch aus mikrobiologischer Sicht ist diese Studie fehlerhaft. So ist es falsch zu behaupten, wegen der bactericiden Eigenschaften des Antibiotica-Gemisches wäre eine bakteriologische Testung nicht erforderlich, und ebenso unverständlich ist die Ansicht, eine lokale Anwendung verhindere die Resistenzentwicklung und -steigerung der Keime. Die Fragwürdigkeit der Studie wird vollends deutlich, wenn „Bettenmangel . . . , Verweildauer der Patienten und der weit verbreitete Hospitalismus" als Indikationsgründe für die lokalantibiotische Behandlung genannt werden.

1967 wurde von Caro u. Mitarb. [19] eine prospektive Studie vorgelegt, die hinsichtlich des Antibioticums und Umfangs mit der vorgenannten verglichen werden kann. Es wurde jedoch eine strenge Wertbemessung und sorgfältige Statistik durchgeführt. Aus einer Unfallstation wurden 500 Patienten mit oberflächlichen Verletzungen alternierend der Kontroll-Gruppe und der Antibiotica-Gruppe zugeteilt. Bei Abschluß der Studie konnten 432 Fälle ausgewertet werden. Bei gleicher chirurgischer Wundversorgung einschließlich Chlorhexidinanwendung zur lokalen Antisepsis kam in der Antibiotica-Gruppe ein Aerosol aus einer Mischung von Bacitracin, Neomycin und Polymyxin B unmittelbar vor Wundverschluß zur Anwendung. Die Zusammensetzung der beiden Gruppen hinsichtlich Geschlecht, Alter, Lokalisation der Verletzung, Verzugszeit und Zahl der Nähte wurde statistisch geprüft und als gleichverteilt gefunden. Erfolgskriterium war die Heilung zum festgesetzten Zeitpunkt von 5 Tagen bei Kopf- und Nackenverletzungen und 10 Tagen an den übrigen Körperlokalisationen. Bei Rötung oder Eiter wurde auf Nicht-Heilung erkannt. Wohl infolge dieses strengen Bewertungsmaßstabes kam es zu den relativ hohen Quoten von Nicht-Heilung: In der Antibiotica-Gruppe 9,1%, in der Kontroll-Gruppe 11,5%. Die statistische Prüfung mittels Chi-Quadrat-Test ergab jedoch keinen Unterschied. Die mikrobiologische Auswertung der Wundabstriche ergab in 12 der 45 als Nicht-Heilung klassifizierten Wunden eine Keimisolierung, wobei 5x Staphylococcus aureus, 3x Staphylococcus albus, 1x Proteus spp. und in 2 Fällen verschiedene Erreger gezüchtet wurden. Die durchschnittliche Wundinfektionsrate von 10% wird von den Autoren als in Übereinstimmung mit den Literaturdaten angesehen. Unter Berücksichtigung der Bewertungskriterien und der mikrobiologischen Erfolgsquote kann dem zugestimmt werden. Die als gültig anzuerkennende Schlußfogerung der Studie lautet denn auch, daß die topische Anwendung eines Bacitracin-Neomycin-Polymyxin B-Aerosols keinen signifikanten Einfluß auf die Wundheilung zum Zeitpunkt der Nahtentfernung ausübe.

Ebenfalls in einer prospektiven kontrollierten Studie hat Day 1975 [25] versucht, den Einfluß der lokalen Anwendung von Tetracyclin und der parenteralen Applikation von Penicillin auf die Wundinfektionsrate zu bestimmen. In einem Zeitraum von 6 Monaten wurden alle Patienten einer Unfallstation, deren Verletzungen genäht werden mußten, randomisiert auf 3 Gruppen verteilt. Die chirurgische Wundversorgung erfolgte nach lokaler Antisepsis mit Chlorhexidin/Cetrimid. Bei 48 Patienten wurden 100 mg Tetracyclin in 2 ml sterilem Wasser nach Wundsäuberung und vor Wundverschluß auf die Wunde gespült. Bei 56 Patienten wurde eine einmalige Dosis von 1,25 ME Penicillin G eines Depot-Präparates i.m. verabreicht. In der Kontroll-Gruppe befanden sich ebenfalls 56 Patienten. 5–7 Tage später wurde das Ergebnis festgehalten, ob Entzündung oder Eiter vorhanden war. In der Kontroll-Gruppe gab es keine Eiterungen, aber 4 Entzündungen (7%), in der Tetracyclin-Gruppe gab es 4 Eiterungen (8%) und 12 Entzündungen (21%), und in der Penicillin-Gruppe gab es 4 Eiterungen (7%) und ebenfalls 12 Entzündungen (25%). Der Autor hat Entzündung und Eiter als Infektion bezeichnet und das Ergebnis statistisch geprüft. Dabei ergibt sich kein Unterschied zwischen den Antibiotica, jedoch ein hochsignifikant besseres Abschneiden der Kontroll-Gruppe. Eiter aus den 8 Wunden wurde mikrobiologisch untersucht, wobei sich 3x ein penicillinresistenter Stamm von Staphylococcus aureus und einmal Staphylococcus albus isolieren ließen. Der Autor schließt seine Studie mit einer Warnung vor der prophylaktischen Anwendung von Antibiotica, die nach seinen Untersuchungen eine Zunahme der Wundinfektionen bewirken. Da in seinem Patientenkollektiv jedoch stark verschmutzte Wunden ausgeschlossen waren, will er in solchen Fällen eine frühstmögliche, hochdosierte und kurzfristige Prophylaxe nicht ausschließen. Dies läßt sich aus seiner Studie aber nicht belegen. Auch die mit durchschnittlich 23% sehr hohe Infektionsrate der Antibiotica-Gruppen bedarf noch einer Interpretation: Betrachtet man lediglich die Eiterungen als Substrat einer Wundinfektion, dann ergeben sich Infektionsraten, die mit denen in der vorher mitgeteilten Literatur eher in Einklang zu bringen sind. Es ist weiterhin zu berücksichtigen, daß die Absolutzahlen der Fälle in den einzelnen Gruppen sehr klein sind und damit große Schwankungen in den prozentualen Angaben bewirken. Insgesamt kann als gesichert gelten, daß ein positiver Erfolg der hier angewandten Antibiotica auf die Wundheilung nicht erkennbar wurde.

Wegen des zunehmend häufigeren Auftretens penicillinresistenter Staphylokokken haben Samson u. Altman [102] den Einfluß des penicillinasefesten Dicloxacillins auf die Wundinfektion geprüft. In einer prospektiven Studie über 16 Monate wurden alle Patienten einer Unfallstation mit Bagatellverletzungen alternierend zu einer von zwei Gruppen zugeteilt. In einer Gruppe wurde zum Zeitpunkt der Naht oral 250 mg Dicloxacillin verabreicht und dann die Dosierung über 7 Tage mit 4 x 250 mg/d fortgeführt. Die andere Gruppe galt als Kontrolle. In allen Fällen wurde die Wunde mit Kochsalz und Povidon-Jod vor der üblichen chirurgischen Wundtoilette und Nahtverschluß gespült. Nach 1 bis 10 Tagen wurden die Wunden inspiziert und bei Vorhandensein von freiem Eiter als infiziert angesehen. An der Studie waren 1.334 Patienten und 40 Ärzte beteiligt, die Beurteilung auf Vorhandensein einer Infektion erfolgte ohne Kenntnis der Gruppenzugehörigkeit. Die Gesamtinfektionsrate aller Patienten betrug 6,7% (= 89 Patienten). Es konnte jedoch nur in 271 Fällen eine komplette Auswertung der Daten vorgenommen werden. Von 67

Patienten, die Dicloxacillin erhalten hatten, bekamen 3 (= 4,7%) eine Wundinfektion, von 204 Patienten der Kontrollgruppe 14 (= 7,4%). Die statistische Prüfung mittels Chi-Quadrat-Test ergab eine gleiche Infektionsrate. Die mikrobiologische Untersuchung des Eiters ergab in allen 17 Fällen einen auf Dicloxacillin empfindlichen Staphylococcus aureus. Aus der genannten Aufschlüsselung der Wundbeschreibung ging weiterhin hervor, daß Kopfschwarten- und Gesichtsverletzungen offenbar seltener eine Wundinfektion entwickeln als Wunden an anderen Körperstellen. Die Autoren interpretieren ihre Studie dahingehend, daß Dicloxacillin zur Prophylaxe von Wundinfektionen kontraindiziert sei. Die Verhütung einer Infektion hänge ausschließlich von der sorgfältigen Reinigung und chirurgischen Wundtoilette vor Durchführung einer Naht ab. Diese Studie steht weitgehend im Einklang mit den zuvor beschriebenen Untersuchungen, sowohl hinsichtlich des Ergebnisses der durchschnittlichen Infektionsquote als auch in bezug auf das Schlußresultat. Es muß allerdings eingewandt werden, daß die Applikation von Dicloxacillin und die nachfolgende Züchtung von dicloxacillinsensiblen Keimen im Wundeiter einen Widerspruch bedeutet. Es wäre denkbar, daß die Dosierung von 4 x 250 mg/d zu niedrig angesetzt war [67], obwohl der dazugehörige breakpoint mit 4 mcg/ml deutlich über der MHK selbst penicillinresistenter Staphylokokken von 0,15 mcg/ml liegt [82, 87].

Die Ergebnisse der klinisch-relevanten Untersuchungen sind in der Tabelle 1 nochmals zusammengefaßt.

Aus der Zusammenstellung ergeben sich verschiedene Aspekte. Sämtliche Untersucher kommen übereinstimmend zu dem Ergebnis, daß eine Antibiotica-Prophylaxe zumindest keinen Vorteil bringt. Darüber hinaus stellt Day [25] eine signifikant schlechtere Wundheilung sowohl nach lokaler Tetracyclin- als auch nach parenteraler Penicillin-Prophylaxe fest. Die Wundinfektionsraten aller Kontroll-Gruppen sind wegen unterschiedlicher Bewertungskriterien nur bedingt verwertbar. Wird nur bei Vorliegen von Eiter von einer Wundinfektion gesprochen, so ergibt sich eine Rate von weit unter 10%. Hieran müssen sich auch alle zukünftigen Studien orientieren. Das Erregerspektrum zeigt eine deutliche Dominanz von Staphylococcus aureus. Daneben ist auch noch mit einer Vielzahl von weiteren Keimen, vorwiegend Enterobacteriaceae, zu rechnen. Dies bestätigt, daß der prophylaktische Einsatz von Antibiotica von vornherein nur spekulativen Charakter hat. Beim Einsatz von Penicillin-Präparaten wegen des Überwiegens von gram-positiven Kokken ist auch an Komplikationen durch Überempfindlichkeitsreaktionen zu denken. Samson u. Altman [102] sowie Day [25] haben in ihren Untersuchungen und bei Vorliegen einer entsprechenden Anamnese diese Patienten ausgeschlossen. Bei einer Massenversorgung von Verletzten könnte eine unerkannte Penicillin-Allergie bei generellem Prophylaxeregime zu schwerwiegenden Zwischenfällen führen [8a].

Es läßt sich abschließend sagen, daß nach der vorliegenden Literatur keine Indikation für die prophylaktische Gabe von Antibiotica bei Bagatellverletzungen erkennbar wird.

Tabelle 1. Antibiotica-Prophylaxe und Infektionsraten bei Bagatellverletzungen

Autor	Anzahl der Patienten	Antibioticum Dosierung, Applikation	Wundinf. Antib.-Gr.	Wundinf. Kontr.-Gr.	Keimisolierung	Bemerkungen
Samson u. Altman [102]	271	Dicloxacillin 4 x 0,250 g, 7 Tage, p.o.	4,7%	4,7%	Staph. aureus (17 x)	Eiter = Infektion; ∅ Signifikanz
Day [25]	160	Penicillin G 1,25 ME, einmalig, i.m.	7% (21%)	0%	Staph. aureus pen.-resist. (3x)	Eiter = Infektion; Signifikanz; Entzündung bzw. Entzündung u. Eiter = Infektion: Angaben in Klammern
		Tetracyclin 100 mg, einmalig, lokal	8% (25%)	(7%)	Staph. albus (1x)	
Caro u. Mitarb. [19]	432	Bacitracin/Neomycin/ Polymyxin B Spray, einmalig	9,1%	11,5%	Staph. aureus (5x) Staph. albus (3x) Proteus spp. (1x) Mischflora (2x)	Entzündung bzw. Entzündung u. Eiter = Infektion; ∅ Signifikanz
Illingworth [53]	107	∅	—	0%	Staph. aureus (4x) Enterobacter (1x) Ps. aeruginosa (1x) Clostr. + Enterok. (1x) Colif. Keime (1x)	Abstrichuntersuchung vor Wundversorgung
Galvin u. de Simon [33]	380	∅	—	5%	Staph. aureus (5x) Staph. albus (3x) Colif. Keime (1x)	Eiter = Infektion

3.2 Extremitätenverletzungen

3.2.1 Handverletzungen

Unter den Verletzungen der Extremitäten nehmen die Handverletzungen eine gesonderte Stellung ein. Die Gefahr einer späteren Funktionsbeeinträchtigung durch komplizierende Wundheilungsstörungen ist wegen der Exposition und engen Nachbarschaft von Knochen, Sehnen und Gelenken besonders groß. Die Hand mit ihrer hervorgehobenen Stellung als Werkzeug und Tastorgan ist andererseits in der zivilen Traumatologie besonders oft betroffen. Es liegen daher auch eine Reihe von Untersuchungen und Stellungnahmen zum Thema Handverletzung und Antibiotica-Prophylaxe vor. Von Goldwyn wurde 1971 in einem 10-Fragen-Programm eine Standortbestimmung der Handchirurgie durch ein Special Panel by Correspondence unternommen [40]. Auf die Frage 8: „Do you generally use antibiotics for recent, fairly tidy wounds? If so, which ones?" gab es folgende 3 Meinungen: Goldner: Bei stationärer Aufnahme Antibiotica i.v.; wenn keine Allergie vorliegt, Penicillin; wenn die Wunde nicht geschlossen ist, lokale Antibiotica-Spülung [39]. Kaplan: Nicht generell Antibiotica, nur bei kontaminierten oder Quetschwunden; als Antibioticum Penicillin und Streptomycin; zum Operationszeitpunkt Tetracyclin i.v.; nach Operation Erythromycin [60]. Kelleher: Gewöhnlich Ampicillin oder Lincomycin [62].

Faßt man zusammen, so gibt es zurückhaltende und empfehlende Haltungen, Vorschläge für lokale und systemische Anwendung sowie die Nennung 5 verschiedener Antibiotica.

In einer Abhandlung über Wundheilungsstörungen bei offenen Handverletzungen meint Geldmacher [35], daß sich die Frequenz der posttraumatischen Wundheilungsstörungen seit der Jahrhundertwende nicht wesentlich geändert habe. Bei 545 Patienten aus den Jahren 1965–1969 mit offenen Handverletzungen hat er Infektionen in 5,4% der Fälle beobachtet. Chemotherapie hat bei ihm nur einen auxiliären Charakter. Er führt dazu aus, daß man auch die Antibiotica getrost „im Schrank lassen" könne, sofern die Grundprinzipien der chirurgischen Wundbehandlung nicht in bestmöglicher Form zur Anwendung kommen und betont damit erneut die entscheidende Bedeutung einer optimalen chirurgischen Versorgung, die durch keine Antibiotica-Gabe zu ersetzen ist. Trotz dieser zurückhaltenden und warnenden Haltung läßt er den Einsatz von Co-Trimoxazol und Cephalosporinen bei „größeren Wunden" als Zusatztherapie gelten. Die Liste der bisher in der Handtraumatologie empfohlenen Antibiotica erhöht sich damit auf 7 verschiedene Substanzen.

Iselin [54] war bei seiner Methode der Wundversorgung mit „aufgeschobener Dringlichkeit" der Meinung, daß durch Antiseptica und Antibiotica eine Infektion vermieden würde und sich die Haut innerhalb weniger Tage „säubere". Der Begriff „sauber" ist mikrobiologisch nicht näher definiert. Ebenso begründen auch Thomssen [114] sowie Derjabin [26] ihre Empfehlung einer Antibiotica-Prophylaxe mit der Vorstellung, daß die Keimbesiedelung der Wunde vermindert und die Wundinfektion verzögert werden könnte. Georg u. Mitarb. [36] haben hierzu Untersuchungen durchgeführt. In Übereinstimmung mit Geldmacher [35] beobachteten sie eine Zunahme der Keimbesiedelung bei Handverletzungen vom Zeitpunkt der Verletzung an bis zum Ende der Primärversorgung. Bei 30 frischen Handverletzungen konnten nämlich in 10 Fällen pathogene Keime gezüchtet werden (Staphylococcus aureus, E. coli, Aerobacter, Ps. aeruginosa), zum Zeitpunkt der aufgeschobenen Primärversorgung wurden bei diesen 30 Wunden in 14 Fällen pathogene Keime isoliert (Staphylococcus aureus, E. coli, Aerobacter, Ps. aeruginosa, Alcaligenes). Sie schließen daraus, daß von „Desinfektion der Wunde keine Rede sein könne". Weder dem Antisepticum noch dem Antibioticum könne eine ausschlaggebende Bedeutung zukommen, denn „Antibiotica geben wir schon lange, ohne die Infektion sicher vermeiden zu können". Die unstreitbaren Erfolge der Iselin'schen Methode, vor allem bei Hand- und Fingerverletzungen, werden zwar bestätigt, doch an Hand eigener Erfahrungen auf einen anderen Mechanismus zurückgeführt. Das Prinzip der aufgeschobenen Primärversorgung beruhe auf einer „biologischen Wundreinigung" nach Ablauf einer mehr oder weniger starken Entzündung. Die noch zahlreich nachzuweisenden Erreger seien durch die steigende Abwehrreaktion des Organismus in ihrer Virulenz geschwächt, so daß sie nicht mehr in der Lage seien, eine klinisch in Erscheinung tretende Entzündung zu verursachen.

Die erste vergleichende klinische, prospektiv angelegte Studie über die Wirksamkeit der Antibiotica-Prophylaxe bei Handverletzungen wurde 1966 von Holscher [52] durchgeführt. 689 Patienten mit poliklinisch versorgbaren Handverletzungen wurden alternierend auf zwei Gruppen verteilt. In einer Gruppe wurde kein Antibioticum verabreicht, in der anderen Gruppe wurde ein Kombinationspräparat aus Procain-Penicillin G 300.000 E und Natrium-Penicillin G 100.000 E mit je einer Applikation über 5 Tage gegeben. Die übrige Wundversorgung mit Desinfektion, Wundtoilette und Naht erfolgte gleich an allen Patienten. Der Heilungsverlauf wurde beobachtet und das Vorliegen einer „geringen", „deutlichen" oder „ernsthaften" Infektion registriert. Die Kriterien zur Einstufung des Infektionsgrades wurden nicht mitgeteilt. Da jedoch nur bei „deutlichen" bzw. „ernsthaften" Entzündungen mikrobiologische Untersuchungen mit zum Teil positiven Keimisolierungen durchgeführt wurden, läßt sich vermuten, daß nur in den letztgenannten Kategorien Eiter vorhanden war. In der antibioticafreien Gruppe traten in 332 ausgewerteten Fällen 27 „deutliche Infektionen" auf (entsprechend 8,1%), bei denen 7x ein penicillinsensibler und 2x ein penicillinresistenter Staphylococcus aureus isoliert wurden. An weiteren pathogenen Keimen wurden 1x Pneumokokken und 1x Ps. aeruginosa gefunden. In der penicillinbehandelten Gruppe konnten 343 Fälle ausgewertet werden. Bei diesen Patienten kam es in 29 Fällen (entsprechend 8,8%) zu einer „deutlichen" und in einem Fall zu einer „ernsthaften" Infektion. Die mikrobiologische Prüfung erbrachte an pathogenen Keimen 2x penicillinsensible und 3x penicillinresistente Staphylococcus aureus-Arten, 1x hämolysierende Streptokokken und 3x E. coli. Die statistische Auswertung umfaßte auch die „geringen" Infektionen und erbrachte über das Verfahren der 2 x 2-Felder-Tafel keinen signifikanten Unterschied. Die Aussage dieser Studie ist jedoch aus zweierlei Gründen nur bedingt aussagekräftig: Die Dosierung des Kombinationspräparates ist mit Sicherheit nicht optimal, da mit einem Spiegelabfall auf unter 0,03 mcg/ml Serum nach 24 h zu rechnen ist [87]. Damit werden auch penicillinempfindliche Kokken nicht mehr in allen Fällen erreicht, ganz abgesehen von den noch niedrigeren Konzentrationen im Gewebe. So zeigt sich denn auch, daß in der Penicillingruppe aus dem Infektionsort penicillinsensible Species gezüchtet werden konnten. Die zweite Einschränkung der Aussagekraft der Studie besteht in der Wahl von Penicillin als Antibioticum. Es wird dadurch von vornherein nur ein schmales Spektrum pathogener Keime gezielt angegangen. Selbst, wenn dies vollständig gelänge bei optimaler Dosierung, zeigt sich aus den vorliegenden Ergebnissen ein bedenklicher Effekt: Die Zahl der bei einer evtl. später notwendigen Therapie effektiven Antibiotica wird dadurch erheblich eingeengt.

Nur schwer lassen sich die Ergebnisse von Wood [119] interpretieren, der ebenfalls ein Penicillin-Kombinationspräparat zur Infektionsprophylaxe bei Handverletzungen mit Naht einsetzte. Bei 60 „nach Belieben des Doktors" ausgesuchten Patienten aus einem 265 Patienten umfassenden Kollektiv wurde die Kombinationszubereitung von 0,5 ME Benethamin-

Penicillin plus 0,25 ME Procain-Penicillin G plus 0,5 ME Benzyl-Penicillin (Triplopen ®) einmalig i.m. appliziert. Gleichzeitig erfolgte eine Dreiergruppierung nach verschiedenen Methoden der postchirurgischen Wundversorgung. Der mit 81% ungewöhnlich hohen Rate von Isolierungen pathogener Keime (bei 120 von 197 Wunden handelte es sich um Staphylococcus aureus) entspricht auch die hohe Wundinfektionsrate von 28% in der antibioticafreien Gruppe. In der penicillinbehandelten Gruppe lag die Infektionsrate bei 8%. Dieser Unterschied wurde zwar statistisch gesichert, doch ergaben sich auch weitere signifikante Unterschiede hinsichtlich 1) der weiteren Wundversorgung, der diese Untersuchung zunächst galt, 2) der Zugehörigkeit zu einer bestimmten Altersgruppe und 3) der Versorgung durch einen bestimmten Arzt. Da zur Bewertung der Antibiotica-Prophylaxe die Prüfgruppen nicht randomisiert zugeteilt und in bezug auf die weiteren Faktoren nicht nachweislich homogen zusammengesetzt waren, ist die Aussage eines signifikant besseren Ergebnisses bei Penicillin-Gabe wegen der Verletzung statistischer Prämissen nichtig. Die hohen Keimisolierungsraten und Wundinfektionsquoten lassen ebenfalls an der Gewichtigkeit der Studie zweifeln.

Robbs [95] hat Ergebnisse mitgeteilt, wonach bei Handverletzungen die Kombination des lokalen Antisepticums Polynoxylin mit einmaliger Applikation von 1,25 ME Depot-Penicillin (Triplopen ®, siehe oben) in 6 von 21 Fällen eine Wundinfektion ergab, wobei bei Gabe von nur Penicillin bei 27 Patienten keine Infektion auftrat. Wurde weder Polynoxylin noch Penicillin gegeben, kam es bei 9 von 45 Patienten zu einer Wundinfektion. Da hier nicht in allen Fällen trotz nachfolgender Naht der Verletzung eine chirurgische Wundtoilette durchgeführt und somit gegen ein primäres Gebot der Chirurgie verstoßen wurde, andererseits schon „geringe Rötung" als Wundinfektion galt, sind die Ergebnisse nur unzureichend abgesichert. Die geringe Gruppenbesetzung macht weiterhin eine statistische Bewertung fragwürdig. Die nicht mitgeteilte Zahl der Keimisolierungen war so gering, daß der Autor von sich aus auf eine statistische Analyse verzichtete.

Die Wirkung von Flucloxacillin einerseits und die des bereits erwähnten Triplopen ® andererseits wurde von Roberts und Teddy [96] in einer 305 Patienten mit Handverletzungen umfassenden Studie untersucht. Die statistischen Voraussetzungen der randomisierten Gruppenzuteilung und der Homogenität der Gruppe sind erfüllt. Der Begriff Infektion wurde definiert nach Ljungquist u. Lund [75] als „Eiteransammlung, die sich nach Incision spontan entleert". Triplopen ® wurde einmalig appliziert. Flucloxacillin wurde 7 Tage oral mit 4 x 0,25 g verabreicht. Die so ermittelten Daten ergaben in der antibioticafreien Kontrollgruppe (100 Patienten) 12%, in der Flucloxacillin-Gruppe (105 Patienten) 9,5% und in der Penicillin-Gruppe (100 Patienten) 8% Wundinfektionen. Diese Infektionsraten waren nach dem Chi-Quadrat-Test nicht signifikant verschieden. Die Autoren sahen weiterhin einen Nachteil in der schmerzhaften Injektion des Depot-Penicillins, wollten aber bei fehlender Tetanus-Prophylaxe eine Berechtigung nicht ausschließen.

In einem vorläufigen Bericht, dem allerdings bisher kein weiterer folgte, teilen Joshi u. Chaudhari 1971 [59] ihre Erfahrungen mit über die regionale Rolitetracyclin-Perfusion bei Handverletzungen. Bei 40 Patienten haben sie mit ihrem Verfahren die „bemerkenswerte Senkung der Wundinfektionsrate" auf 16% erreicht. Da überdies weder eine Kontroll-Gruppe existierte noch mikrobiologische Untersuchungen durchgeführt wurden, kann das Ergebnis kaum als berechtigte Empfehlung der Tetracyclin-Prophylaxe bezeichnet werden.

Aus den bisher vorliegenden Daten kann ein Resümée gezogen werden: Die Anzahl der Befürworter einer Antibiotica-Prophylaxe ist größer als deren Ablehner. Dies gründet sich in den meisten Fällen auf den zahlenmäßig nicht faßbaren Begriff der Erfahrung. Wie bereits bei der Betrachtung der „Bagatellverletzungen" aufgezeigt, darf man daraus keinen Maßstab zur endgültigen Beurteilung ableiten. Auch der theoretisch gut begründete Wirkungsmechanismus eines etwaigen Antibioticaerfolgs muß experimentellen Nachforschungen standhalten können. Als Beispiel mögen dazu die Untersuchungen von Georg u. Mitarb. [36] gelten, die das Postulat von Iselin [54], daß Antibiotica und Antiseptica eine Wunde säubern müßten, widerlegen konnten. Auch bei Heranziehung der vorliegenden Studien muß kritisch vorgegangen werden, da sich die Ergebnisse teilweise widersprechen. Je strenger die Maßstäbe zur Beurteilung hinsichtlich Einhaltung statistischer Voraussetzungen und Plausibilität der Folgerungen gesetzt werden, desto deutlicher zeichnet sich ein Resultat ab und werden Widersprüchlichkeiten aufgelöst. So erfüllen die sehr umfangreichen Untersuchungen von Holscher [52] sowie Roberts und Teddy [96] alle geforderten Bedingungen und kommen auch bei Prüfung unterschiedlicher Antibiotica zu dem übereinstimmenden Ergebnis, daß die Prophylaxe mit den untersuchten Substanzen keinen signifikanten Einfluß auf die Wundinfektionsrate ausübt. Dies steht in der zu erwartenden Übereinstimmung mit den Schlußfolgerungen aus der Betrachtung über die Bagatellverletzungen.

3.2.2 Extremitätenverletzungen, die nicht das Gebiet der Hand betreffen

Sehr viel uneinheitlicher zu bewerten sind die Stellungnahmen zur Antibiotica-Prophylaxe bei Extremitätenverletzungen, die nicht nur das anatomisch eng begrenzte Gebiet der Hand betreffen. Es ist die gefürchtete Komplikation der Osteomyelitis, die in vielen Fällen den Griff zum Antibioticum als unterstützende Waffe gegen eine posttraumatische Wundinfektion bei komplizierten Frakturen nahelegt. So wird von Lang [70] bei offenen Frakturen die Möglichkeit einer Indikation zur Antibiotica-Prophylaxe gesehen bei sonst eher ablehnender Haltung. Gay [34] findet gerade in der schweren Weichteil-Knochenverletzung eine Indikation zur Antibiotica-Prophylaxe. Altemeier u. Wulsin [4] empfehlen bei komplizierten Brüchen die Gabe von „Penicillin G bis zu 1 ME alle 3 Stunden". Sie widersprechen damit allerdings dem sich selbst gestellten Gebot, daß die Auswahl des Antibioticums nach der wahrscheinlichsten Erregerart zu treffen sei. Da als häufigster Wundinfektionserreger Staphylococcus aureus auftritt [19, 25, 33, 36, 47, 52, 84, 102, 119] und dieser in überwiegendem Maße inzwischen Penicillinase bildet [25, 33], dürfte Penicillin G nicht optimal sein. Das Widersprüchliche ihrer Empfehlung wird auch dadurch hervorgehoben, daß sie der Antibiotica-Prophylaxe bis auf Infektionen durch hämolysierende Streptokokken und durch Pneumokokken keine signifikante Senkung der Wundinfektionsrate z.B. bei Knochenverletzungen zuschreiben. Daten über belegende Untersuchungen fehlen.

Hierholzer u. Kleinig [50] weisen zunächst auf die Gefahren der Antibiotica hin, wie Toxizität, Förderung der Resistenzentwicklung, und bezeichnen die prophylaktische Applikation als „blinde Attacke gegen zahlreiche Keime mit unterschiedlicher Empfindlichkeit". Bei großem Keiminoculum und besonders bei Überschreiten der Wundinkubationszeit sei aber eine Indikation gegeben.

Die Irrationalität des Versuches einer allein theoretisch begründeten Ablehnung oder Befürwortung einer Antibiotica-Prophylaxe wird auch durch die Ausführungen von Gierhake über: „Antibiotica und ihre Indikation in der Chirurgie" deutlich [37]. Trotz der von P. Martini (zit. n. Gierhake [37]) übernommenen Forderung, nach der „mit Eindrücken und Überzeugungen . . . ein Glaube, aber keine Wissenschaft" begründet werden könne, scheut er sich, diesem Gebot in letzter Konsequenz zu folgen. Es wäre zwar wünschenswert, bei offenen Frakturen eine sichere antiobiotische Prophylaxe durchzuführen, aber sie führe zu keiner signifikanten Verminderung der Komplikationen. Der nicht gesicherte Nutzen einer solchen Maßnahme möge aber nicht als grundsätzliche Ablehnung verstanden werden. Bei ausdrücklicher Bestätigung der von Bartmann [12] ausgesprochenen Warnung, daß „jede medikamentöse Therapie . . . das Risiko, dem Patienten zu schaden" in sich berge, hätte aus der Einsicht des fehlenden Nutzens auch eine Ablehnung gefolgert werden müssen.

Statistische Zahlen über das Auftreten von Wundeiterungen nach Schußverletzungen der Extremitäten liefert Korcanov [68]. Bei retrograder Analyse von 374 „zufälligen Schußverletzungen" zeigte sich, daß in 63% der Fälle die obere oder untere Extremität betroffen war. Dies entsprach nach Meinung des Autors einer gleichen Lokalisationsverteilung von Schußverletzungen wie im II. Weltkrieg. In durchschnittlich 30% kam es zu Wundeiterungen trotz einer in 91% der Fälle durchgeführten Antibiotica-Prophylaxe mit zum Teil in unserem westlichen Bereich nicht verfügbaren oder unbekannten Präparaten wie Laurein oder Morphocyclin. Es wird sich im weiteren Verlauf zeigen müssen, ob diesen äußerst unbefriedigenden Ergebnissen größere Beachtung geschenkt werden muß.

Noyes u. Mitarb. [84] untersuchten 1967 die Erfolge von lokaler Antibiotica-Anwendung bei insgesamt 245 kriegsverletzten Vietnamesen. In ca. 80% waren die Extremitäten betroffen. Über 4/5 aller Verwundeten erreichten das Hospital innerhalb von 12 Stunden. Dort wurde zunächst eine systemische Antibiotica-Prophylaxe eingeleitet, und zwar mit 1,2 ME Procain-Penicillin G und 1 g Streptomycin täglich für mindestens 8 Tage. Die lokale Antibiotica-Prophylaxe war eine darüber hinaus getroffene, zusätzliche Maßnahme: Einen Tag nach der Aufnahme, d.h. meist später als 36 Stunden nach Verwundung, wurde in verschiedenen willkürlich eingeteilten Gruppen eine lokale Behandlung mit verschiedenen Präparaten vorgenommen. Neben zwei Neomycin-Polymyxin B-Bacitracin-Gemischen (Polybactrim ®, Neosporin ®) kam Kochsalz und Marfanil zur Anwendung. In einer Gruppe erfolgte keine lokale Maßnahme. Die Autoren teilten keine Wundinfektionsraten oder Wundheilungsstörungen mit, sondern beurteilten die Keimbesiedelung der Wunde zwischen Beginn und 8. Tag. Mehr als 10^6 Keime/ml Wundexsudat wurden als relevant angesehen. Wegen der Vielzahl der Variablen wurde bewußt auf eine statistische Auswertung verzichtet. In keinem Fall konnte die Vermehrung von Pseudomonas verhindert werden, der am 8. Tag in durchschnittlich jeder 4. Wunde mit über 10^6 Keime/ml Exsudat vorlag. Durch Penicillin und Streptomycin konnte darüber hinaus das Persistieren und Proliferieren von Staphylococcus aureus, coliformen Keimen und Enterokokken nicht verhindert werden. Die Anwendung der beiden Antibiotica-Kombinationspräparate ergab eine geringe Reduzierung der letztgenannten Keime. Nach den mitgeteilten Zahlen sind jedoch trotz aller Maßnahmen Staphylococcus aureus und Pseudomonas je in bis zu 20% aller Wunden in signifikanter Keimzahl nachweisbar. Die Ergebnisse bestätigen die Untersuchungen von Georg u. Mitarb. [36]. Auch wenn die Autoren insgesamt eine Antibiotica-Prophylaxe befürworten, kann man die vorliegenden Daten kaum als Empfehlung und rationelle Begründung für eine solche Prophylaxe ansehen.

In einer ähnlichen Studie an 255 Vietnam-Soldaten haben Heisterkamp u. Mitarb. [47] den Effekt von einmaliger lokaler Tetracyclin-Anwendung einerseits und eines Gemisches aus Neomycin, Bacitracin und Polymyxin andererseits (beides in Sprayform) auf die Wundinfektionsrate bei Extremitätenverletzungen geprüft. Eine systemische Antibiotica-

Prophylaxe erfolgte in diesen ausgesuchten Fällen bei sonst üblicher Anwendung nicht. Als Ergebnis verzeichnen die Autoren eine Senkung der Wundinfektionsrate von 39% in der Kontroll-Gruppe, auf ca. 16% in den Prophylaxe-Gruppen. So eindeutig dieses Ergebnis zu sein scheint, muß es doch sehr zurückhaltend interpretiert werden. Die Gruppenzuteilung erfolgte nicht nach statistischen Kriterien. Von den 255 Verwundeten entzogen sich 97, d.h. über 1/3, der Auswertung, da sie vorher entlassen wurden. Von den restlichen 158 Verwundeten befanden sich nur 1/5 in der Kontroll-Gruppe, so daß die Folgerung naheliegt, daß die meisten Entlassenen aus eben dieser Gruppe stammten. Da man wohl kaum annehmen kann, daß mit einer Wundinfektion entlassen wird, wird durch den „Fehlbestand" an unkomplizierten Heilungen in der Kontroll-Gruppe deren Wundinfektionsrate fälschlich hochgetrieben. Die aufgeführten Einwände lassen jedenfalls die Dignität der Studie anzweifeln. In einem Teil der Fälle wurden mikrobiologische Untersuchungen durchgeführt. Die Häufigkeit des Auftretens von pathogenen Keimen ergab die Rangfolge: Staphylococcus aureus (33,5%), Proteus (20,7%), Klebsiella (15,7%), Pseudomonas (6,4%), Serratia (6,4%), Enterokokken (5,9%), Hafnia (5,4%) und E. coli (3,5%). Die Spitzenstellung von Staphylococcus aureus entspricht den Literaturdaten. Wesentlich beunruhigender ist jedoch das auch anteilmäßig hohe Aufkommen sogenannter Problemkeime, wie es sonst nur auf Intensivstationen zu beobachten ist [99, 100]. Man könnte vermuten, daß sich hierin eine indirekte Nebenwirkung der freizügigen und längerfristigen Antibiotica-Prophylaxe abzeichnet, die durch Schaffung einer resistenten Hospitalflora auch Auswirkungen auf die Kontroll-Gruppe zeigt und daher im direkten Vergleich Antibiotica-Gruppe – Kontroll-Gruppe nicht erfaßt werden kann.

Sofern überhaupt quantitative Angaben vorliegen, sind große Diskrepanzen hinsichtlich der mitgeteilten Wundinfektionsraten zu verzeichnen, und zwar sowohl bei Anwendung einer Antibiotica-Prophylaxe als auch bei ihrer Unterlassung. Dies liegt sicher nur zu einem Teil darin begründet, daß unter dem Begriff Wundinfektion unterschiedliche Zustände verstanden werden. Auch die Manipulation mit Zahlen kann ein Ergebnis verfälschen. Von Kennedy u. Mitarb. [63] liegt eine Untersuchung über 118 Tibia-Frakturen vor, von denen 43 offen und 75 geschlossen waren. Merkmal aller Patienten war die erfolgreiche Knochenheilung. Sie wurden aus 400 Patienten mit gleicher Verletzung und einem Zeitraum von 10 Jahren nach nicht näher definierten Kriterien ausgewählt. Die Wundinfektionsrate lag bei 3,8%. Über eine Antibiotica-Prophylaxe – prä- und postoperativ hochdosiert – wird nur bei den offenen Frakturen etwas ausgesagt. Abgesehen davon, daß ein vorselektioniertes Krankengut besteht und damit jede Wertung fragwürdig wird, können die Rohdaten auch anders zugeordnet werden. Nur auf die offenen Frakturen bezogen, ergibt sich eine Wundinfektionsrate von 9%. Dies Verfahren erscheint wesentlich sinnvoller. Auch die Schwere der Wundinfektion muß mitberücksichtigt werden, denn in dem vorliegenden Fall kam es trotz Antibiotica-Prophylaxe zu einem Todesfall infolge Sepsis. Auf dem Hintergrund dieser Zahlen ist die Empfehlung einer Antibiotica-Prophylaxe auch wegen des Fehlens einer Kontroll-Gruppe nicht recht verständlich.

An 501 Patienten mit offenen Frakturen wurde von Patzakis [89] die prophylaktische Wirkung einer Penicillin-Streptomycin-Kombination bzw. von Cephalosporin-Antibiotica auf die Wundinfektion geprüft. Die Gruppenzuweisung erfolgte nach randomisierter Auswahl. Zunächst wurden in einem ersten Teil Penicillin und Streptomycin (ohne Dosierungsangaben) mit Cefalothin (100 mg/kg Körpergewicht und Tag) und eine Kontroll-Gruppe verglichen bei sonst gleichem Vorgehen. Die Rate der nicht näher definierten Wundinfektion lag in der Kontroll-Gruppe bei 13,9%, bei Penicillin plus Streptomycin bei 9,7%

und in der Cefalothin-Gruppe bei 2,3%. Nach einem Jahr schien dem Autor die Infektionsquote unverantwortlich hoch, so daß er in der Fortsetzung seiner Studie im darauffolgenden Jahr kein antibioticafreies Kollektiv mehr mitführte. Außerdem wurde die Cefalothin-Medikation nach 5 Tagen durch die orale Gabe von Cefalexin 40 mg/kg Körpergewicht und Tag ersetzt. Jetzt lagen die Infektionsraten in der Penicillin- plus Streptomycin-Gruppe bei 10,1% und bei den Cephalosporinen bei 5,4%. Der Autor interpretiert diese Zahlen als Erfolg seiner Prophylaxe und schwächt mögliche Einwände gleich ab, indem er darauf hinweist, daß ja eigentlich eine Therapie betrieben wurde, denn jede Wunde sei kontaminiert. Neben dem positiven Ergebnis der niedrigen Wundinfektionsrate werden jedoch auch negative Effekte deutlich: In ca. 3% wurde eine Antibioticum-bezogene vorübergehende Nebenwirkung beobachtet, dabei trat am häufigsten eine Thrombophlebitis an der Cefalothin-Injektionsstelle auf. Die Betrachtung der aus den Wundabstrichen gezüchteten Erreger ergibt einen weiteren Aspekt. Im zweiten Jahr der Studie nahm die Anzahl der aus den infizierten Wunden gezüchteten Erreger und die Anzahl der Wundinfektionen um mehr als das Doppelte zu in der Cephalosporin-Gruppe. Die Zunahme ist bedingt durch das Auftreten resistenter Keime. Es wird dies vom Autor zwar als Faktum vermerkt, aber nicht als Zusammenhang zwischen längerer Antibiotica-Anwendung und dadurch provozierter Selektionierung angesehen. Auch die Einschätzung von Serratia und Bacteroides als nicht ernstzunehmende Keime entspricht nicht dem neuesten Erkenntnisstand [22, 51, 57, 64, 79].

In einer von der Industrie unterstützten Studie (Bristol Laboratories) wurde von Seidenstein u. Mitarb. [107] die lokale Anwendung von Kanamycin untersucht. Ohne Berücksichtigung einer evtl. zusätzlichen, nicht näher definierten systemischen Antibiotica-Gabe, die in über der Hälfte der Fälle stattfand, wurden 350 Patienten mit Extremitätenverletzungen entweder mit 100 ml 10%igem Kanamycin-Sulfat oder einem Placebo in Doppelblindanordnung behandelt. Die Applikation erfolgte unmittelbar vor Wundverschluß. 311 Fälle konnten ausgewertet werden. Das Kriterium Wundinfektion wurde nicht näher definiert. Eine Aufschlüsselung der Ergebnisse — aus den Tabellen errechnet — ergab folgendes Bild: Ohne jegliche Antibiotica-Gabe wurden 5,8% Infektionen festgestellt, bei alleiniger systemischer Anwendung gab es in 9,5% Infektionen. Bei Kanamycin alleine traten 3,9% Wundinfektionen auf und bei Kanamycin mit begleitender Antibiotica-Applikation 4,1%. Die statistische Prüfung mittels Chi-Quadrat-Test erbrachte keinen signifikanten Unterschied zwischen der Placebo- und Antibiotica-Gruppe. Die Autoren haben bei ihrer Interpretation nur unterschieden zwischen lokalem Antibioticum oder Placebo, wobei die in dieser Studie mit Abstand höchste Infektionsrate von 9,5% bei systemischer Antibiotica-Gabe mit in das entsprechende Ergebnis der Kontroll-Gruppe einfließt. So betrachtet, bewirkt Kanamycin eine Halbierung der Wundinfektionsrate von 7,1% auf 3,9% und wird bei auch hier fehlendem signifikanten Unterschied dennoch zur Prophylaxe empfohlen. Es entsteht hier fast der Eindruck, daß die Autoren einer Suggestion durch das vom Präparat-Hersteller erwartete Ergebnis erlegen sind.

90 komplizierte Brüche und 180 geschlossene Malleolarfrakturen wurden von Bergmann [14] in einer Doppelblindstudie untersucht, wobei zwischen Placebo, Benzyl-Penicillin (2 Tage 5 ME, 4 x täglich) und Dicloxacillin (2 Tage, 4 x 2 g täglich) unterschieden wurde. Als Infektion galt der positive Erregernachweis im Eiter. Unter diesem strengen Kriterium wurde in nur 4 der 270 Fälle eine Infektion diagnostiziert, alle gehörten zur Placebo-Gruppe. In zwei dieser Fälle bestand jedoch vorher bereits eine manifeste Infektion, einmal Angina mit Streptokokkennachweis im Blut und der Wunde, zum anderen ein infiziertes Ekzem bei Adipositas und peripheren Durchblutungsstörungen. Auch bei Einschluß dieser

Infektionen ergab sich kein signifikanter Unterschied sowohl zwischen den beiden Antibiotica-Gruppen als auch zur Placebo-Gruppe. Andererseits ereignete sich bei 16% der Patienten bei Penicillin-Gabe eine Thrombophlebitis gegenüber je 2% in den anderen Gruppen. Einmal wurde über Juckreiz und einmal über Hautausschlag nach Dicloxacillin berichtet, so daß der Autor letztlich nur eine eingeschränkte Anwendung des Präparates vorschlägt.

Aus den dargestellten und besprochenen Daten ist ersichtlich, daß eine eindeutige Bewertung der Antibiotica-Prophylaxe bei Extremitätenverletzungen mit den bisher vorliegenden Erfahrungsberichten nahezu unmöglich ist. Die Ergebnisse von Korcanov [68] sowie Noyes u. Mitarb. [84], Heisterkamp u. Mitarb. [47] und Kennedy u. Mitarb. [63] sind für eine Urteilsbildung kaum heranzuziehen, da sie entweder nicht differenziert genug sind oder methodische Mängel aufweisen. Seidenstein u. Mitarb. [107] und Bergmann [14] erzielen in ihren antibioticafreien Kontroll-Gruppen ebenso günstige und auch absolut niedrige Wundinfektionsraten wie Patzakis [89] bei Verwendung von Cephalosporinen (Tabelle 2). Der einzig statistisch begründbare Erfolg von Cefalothin plus Cefalexin zeichnet sich also nicht durch Erreichen einer ungewöhnlich niedrigen Wundinfektionsrate aus, sondern durch den Kontrast zu einer sehr hohen Wundinfektionsrate in der Kontroll-Gruppe. Dieses Prinzip wird auch bei Heisterkamp u. Mitarb. [47] deutlich und konnte durch methodische Unzulänglichkeit erklärt werden. Dem damit fraglichen Erfolg stehen jedoch die in Kauf zu nehmenden Nebenwirkungen gegenüber. Hierzu zählen zunächst solche, die unmittelbar in Zusammenhang mit der Antibiotica-Gabe stehen und daher leicht erkennbar werden, wie z.B. Thrombophlebitiden oder allergische Reaktionen. Von keinem der Autoren wurde bisher darauf eingegangen, welcher Stellenwert diesen Nebenwirkungen beizumessen ist. Zu einem späteren Zeitpunkt wird dies Problem zu erörtern sein. Schwieriger zu beurteilen sind die indirekten unerwünschten Folgen einer ausgedehnten prophylaktischen Antibiotica-Anwendung: die Selektionierung von Problemkeimen. Andeutungsweise läßt sich aus den mikrobiologischen Untersuchungen von Heisterkamp u. Mitarb. [47] die Gefahr erkennen. Bereits ein Drittel der von ihnen aus Wundinfektionen isolierten Keime sind die heute weltweit resistenten Problemkeime. Auch aus der Studie von Patzakis [89] geht hervor, daß sich nach einem Jahr Anwendung von Cefalothin die Isolierung von Cefalothin-resistenten Erregern verdoppelte.

Tabelle 2. Antibiotica-Prophylaxe und Infektionsraten bei Extremitätenverletzungen

Autor	Anzahl d. Patienten	Antibioticum Dosierung, Applikation	Antib.-Gr.: Wundinf. %	Kontr.-Gr. Wundinf. %	Bemerkungen
Heisterkamp u. Mitarb. [47]	160	Oxytetracyclin Spray, lokal	118 P.: 16%	28 P.: 39%	97 entlassene Patienten fehlen; Staph. aur. 33,5% Proteus 20,7% Klebsiella 15,8% Pseudomonas 6,4% Serratia 6,4% Rest: Enterokokken, Hafnia, E. coli, Staph. albus
		Neomycin + Bacitracin + Polymyxin-B Spray, lokal	12 P.: 17%	2 P.: 50%	
Patzakis [89]	501	Penicillin + Streptom. Dosierung?, 10 Tage i.v.	92 P.: 9,7%		Keine Statistik; im 2. Jahr Zunahme der Infektionen in der Cephalosporin-Gruppe infolge resistenter Keime
		Cefalothin 100 mg/kg, 10 Tage i.v.	84 P.: 2,3%		
		Penicillin + Streptom. Dosierung?, 10 Tage i.v.	118 P.: 10,1%		
		Cefalothin, 100 mg/kg i.v., dann Cefalexin 40 mg/kg p.o. je 5 Tage	128 P.: 5,4%		
Seidenstein u. Mitarb. [107]	311	Kanamycin 1%, lokal	78 P.: 3,9%	87 P.: 5,8%	Keine Signifikanz
		Kanamycin + syst. Antib.	77 P.: 3,9%		
		syst. Antibiotica	69 P.: 8,7%		
Bergman [14]	270	Dicloxacillin 2 Tage, 4 x 2 g, i.v.	87 P.: ∅	93 P.: 4,3%	Keine Signifikanz; Dicloxacillin: 16% Thrombophlebitis (sonst nur 2%)
		Benzyl-Penicillin 2 Tage, 4 x 5 ME, i.v.	90 P.: ∅		

3.3 Abdominalverletzungen

Abdominalverletzungen sind oft vital gefährdende Verletzungen. Bei stumpfen Bauchtraumen ist an die Gefahr innerer Blutungen durch Milz- und Leberruptur zu denken [74]. Bei perforierenden Verletzungen besteht darüber hinaus die Möglichkeit der Kontamination der Bauchhöhle mit dem Darminhalt. Die drastische Senkung der früher hohen Letalitätsrate bis zu 60% [4, 5, 113] ist in erster Linie den verbesserten Techniken der Chirugie und Anaesthesie sowie der Beherrschung intensivmedizinischer Maßnahmen zu verdanken. [32].

Hauptkomplikation der perforierenden Bauchverletzungen ist auch heute noch die Infektion [109, 110], sei es in Form eines intraabdominellen Abszesses, einer Sepsis oder einer Wundinfektion. Es ist daher nicht erstaunlich, daß die Gabe von prophylaktischen Antibiotica als etwas Selbstverständliches angesehen wurde, und lediglich die Auswahl des geeigneten Präparates Gegenstand näherer Untersuchungen war. Auch bei Gegnern einer Antibiotica-Prophylaxe und der Empfehlung äußerster Zurückhaltung in der Antibiotica-Applikation wird bei penetrierenden Verletzungen des Bauchraumes eine Indikation für die sofortige Antibiotica-Gabe gesehen [34, 70, 121]. Es scheint dabei zumeist mehr der Schweregrad der Verletzung und das Sicherheitsstreben des behandelnden Arztes ausschlaggebend zu sein als die Wahrscheinlichkeit einer drohenden Infektion.

Da keine vergleichenden Studien in der Literatur vorliegen, kann nur der Versuch unternommen werden, die Berechtigung einer Antibiotica-Prophylaxe bei Abdominalverletzungen aus einer Gegenüberstellung der verschiedenen jeweils eingesetzten Substanzen und deren Erfolg zur Infektionsverhütung zu prüfen und evtl. abzuleiten. Aus dem Bericht von Dickson u. Hornberger [27] geht hervor, daß im Koreakrieg sowohl bei Thorax- als auch bei Thorakoabdominalverletzungen sofort bei Ankunft im Hospital 1 ME Penicillin G und 1 g Streptomycin verabreicht wurden. In dem beschriebenen Kollektiv von 265 Verwundeten betrug die durchschnittliche Verzögerungszeit von der Verwundung bis zur Versorgung im Hospital 5 Stunden. Die eingeleitete Antibiotica-Prophylaxe wurde dann „nach Schema" fortgeführt bis zur Evakuierung. Ist in diesem Fall die Auswahl von Penicillin und Streptomycin wohl hauptsächlich durch das damalige Fehlen von Alternativen bedingt, so scheint doch die Appliaktion „nach Schema" nicht gerade einem sachlich begründeten Prinzip zu folgen. Daten über Infektionsraten fehlen.

Bei Callender u. Matory [18] wird in ihrer Analyse von 99 Bauchverletzungen den Antibiotica ein Erfolg in der Senkung von Letalität und Morbidität zugeschrieben. Die Angabe einer frühzeitigen Anwendung von Breitspektrum-Antibiotica ist jedoch zu pauschal und undifferenziert, als daß sie als sinnvolle Empfehlung angesehen oder gar nachvollzogen werden könnte. Darüber hinaus mußten auch sie in 8% intraabdominelle Abszesse oder Wundabszesse hinnehmen. Über Sepsisfälle wurde nichts vermerkt.

Auf einem Symposium über Trauma empfahl Cushing [24] die „breite Abdeckung" mit Antibiotica bei penetrierenden Abdominalverletzungen wegen der Gefahr einer Mischinfektion mit Darmkeimen. Im einzelnen sah er gegen gram-negative Keime Gentamicin vor, gegen Anaerobier Clindamycin und speziell gegen Enterokokken Penicillin. Bei komplikationslosem Verlauf sollte dieses Regime nicht länger als 48—72 Stunden durchgeführt werden. Stand zwar die Indikation zur Prophylaxe nicht in Frage, so räumte er jedoch ein, daß die Auswahl der Antibiotica noch kontrovers sei. Belegende Daten zur Begründung seines Vorschlages konnte er nicht vorlegen.

In einer umfangreichen retrospektiven Analyse an 650 Patienten mit penetrierenden Bauchverletzungen aus dem Zeitraum von 1958 bis 1970 einschließlich haben Fullen u. Mitarb. [32] versucht, die Bedeutung des Zeitpunktes, wann die Antibiotica-Prophylaxe begonnen wurde, herauszufinden. Bei 295 Patienten ließ sich rekonstruieren, ob Antibiotica vor, während oder nach der operativen Versorgung erstmals gegeben wurden, und entsprechende Gruppen wurden für den Vergleich gebildet. Der Zeitraum „vor Operation" umfaßte dabei im allgemeinen bis zu 1 3/4 Stunden nach Verletzung. Wegen des übergeordneten Prinzips der „Selektionierung nach dem Zeitpunkt" war die Auswahl der Antibiotica innerhalb der Gruppen zum Teil unterschiedlich. In 2/3 der Fälle wurde Penicillin mit Tetracyclin i.v. gegeben, es sei denn, eine Penicillinallergie lag vor. Im restlichen 1/3 wurde Penicillin mit Chloramphenicol kombiniert. Die Dosierung für Penicillin betrug „gewöhnlich" 3 ME/Tag, die von Tetracyclin oder Chloramphenicol 1–2 g/Tag. Über die Dauer der Prophylaxe bestanden keine Angaben. Chloramphenicol kam vorwiegend zu Beginn des untersuchten Zeitraums zur Anwendung. Die Ergebnisse weisen beachtliche Unterschiede in der Infektionsrate auf: In der präoperativen Prophylaxe-Gruppe kam es bei 116 Patienten zu insgesamt 7% Infektionen. Die Aufschlüsselung ergab 3% Wundinfektionen, 4% „tiefe Infektionen" und 4% Sepsisfälle, die alle tödlich verliefen. Unter „tiefen Infektionen" verstanden die Autoren tiefe Abszesse, Empyeme und auch Pneumonien. Bei erster Applikation der Antibiotica intraoperativ (98 Patienten) kam es bei insgesamt 33% der Patienten zu Infektionskomplikationen, und zwar zu 15% Wundinfektionen, 25% „tiefen Infektionen" und 4% auch hier tödlich verlaufenden Sepsisfällen. In der Gruppe des postoperativen Beginns der Antibiotica-Gabe traten 30% Infektionen auf mit 27% Wundinfektionen, 19% „tiefen Infektionen" und abermals 4% tödlichen Sepsisfällen. Bei diesen eindeutigen Ergebnissen zugunsten einer frühestmöglichen Antibiotica-Gabe war den Autoren bewußt, daß bei einer retrospektiven Studie das selektionierende Prinzip möglicherweise nicht frei von zwar unbewußten, jedoch zielgerichteten bzw. erwarteten Fehlbewertungen (Bias) ist. Sie prüften daher die Homogenität der Gruppen nach Schwere der Verletzungen (Anzahl der betroffenen inneren Organe), Häufigkeit des Auftretens von Schock und perforiertem Colon. Sie kamen zu dem Ergebnis, daß allein der Termin der Antibiotica-Applikation für die Ergebnisse verantwortlich sei. Es fehlen in dieser Studie bedauerlicherweise mikrobiologische Angaben. Es wird lediglich mitgeteilt, daß bei den Septicämien vorherrschend Serratia marcescens isoliert wurde. Rückschlüsse, daß gerade bei diesem Keim die ausgewählten Antibiotica a priori keinen Erfolg haben konnten, werden nicht gemacht. Dies ist etwas unverständlich, da alle Todesfälle in dieser Studie mit einer Sepsis einhergingen. Grundsätzlich scheint dabei dem Zeitpunkt, wann mit der Antibiotica-Applikation begonnen wird, eine offensichtlich große Bedeutung zuzukommen. Ungeklärt bleibt jedoch die Frage, ob es sich hier um den Effekt einer Prophylaxe sensu strictu oder aber um den Erfolg einer früh einsetzenden Therapie schon existenter Infektion handelt. Hinweise auf einen ähnlichen Effekt geben auch die Untersuchungen von Stone u. Hester 1972, 1973 [109, 110]. In ihrer von der Industrie unterstützten Studie (Eli Lilly and Comp. und Burroughs Wellcome and Comp.) sind jedoch derart viele Fragestellungen gleichzeitig in Angriff genommen, daß letztlich in keinem Fall gesicherte Ergebnisse gewonnen werden konnten, wenn man strenge statistische Maßstäbe anlegt. In einer ersten Teilveröffentlichung wurde die Wundinfektionsrate bei Notlaparotomien infolge perforierenden Gastrointestinaltraumas oder gangränöser bzw. perforierender Appendicitis untersucht. Es wurden verglichen der primäre Wundverschluß (93 Patienten) gegenüber dem verzögerten Wundverschluß (81 Patienten) und dem primären Wundverschluß mit

Anwendung des Lokalantibioticums Neosporin ® (Burroughs Wellcome and Comp.), einem Spray aus Polymyxin-B, Bacitracin und Neomycin (91 Patieneten). Bei primärem Wundverschluß traten 60% Wundinfektionen auf, bei verzögertem Wundverschluß nur 20% und bei Spray-Anwendung 15%. Die Autoren sehen den Unterschied in den letzten beiden Gruppen als signifikant an, ohne jedoch eine statistische Berechnung durchgeführt zu haben. Über die Häufigkeit von Abszeßbildung oder Sepsis wird nichts mitgeteilt. Neben diesen unterschiedlichen lokalen Behandlungsmaßnahmen bekamen alle Patienten zusätzlich eine parenterale Cefalothin-Prophylaxe mit Keflin ® (Eli Lilly and Comp.). Angaben über Dosierung und Dauer fehlen. Bei einem Teil der Patienten erfolgte die Cefalothin-Gabe präoperativ, bei einem anderen Teil erst postoperativ. Bei einer Gegenüberstellung beider Kollektive – ungeachtet der Gruppenzugehörigkeit hinsichtlich der lokalen Behandlung – ergeben sich „präoperativ" 44% und „postoperativ" 34% Wundinfektionen. Auch hier fehlen Angaben über Sepsisrate und Abszeßhäufigkeit. Aus den mikrobiologischen Daten geht hervor, daß E. coli, Klebsiella, Ps. aeruginosa und Staphylococcus aureus die häufigsten Erreger waren. Das Spektrum der sofort nach Wundsetzung isolierten Keime glich weitgehend dem der Erreger bei späterer manifester Wundinfektion. Lediglich die Häufigkeit von Ps. aeruginosa – zunächst nur in durchschnittlich jeder 20. Wunde gefunden – nahm auf das 4- bis 5fache zu. Es wurde dies als Ausdruck einer sekundären Keimbesiedelung gewertet. Bis auf gelegentliche Isolierung von Clostridien wurde jedoch keine weitere Anaerobierdiagnostik durchgeführt. In einer Neuaufbereitung der Daten aus der gleichen Studie (der Zeitraum der Untersuchung ist identisch) ein Jahr später [110], wobei diesmal der Hinweis auf die hilfreiche Unterstützung durch die Industrie fehlt, wurden die bereits mitgeteilten Daten ergänzt: die Cefalothin-Prophylaxe wurde demnach mit 100 mg/kg Körpergewicht und Tag für 5 Tage durchgeführt.

In das Kollektiv der bereits oben erwähnten 265 Patienten wurden weitere 179 Patienten mit „contaminated incisions" hinzugenommen, z.B. mit akuter Appendicitis, Darmobstruktion etc., so daß die prozentualen Angaben sich auf nun 444 Patienten mit Notlaparotomien bezogen. Die Aufschlüsselung der Wundinfektionsraten je nach lokaler Behandlung ergab ein gleiches Bild wie bereits mitgeteilt, auch die Unterscheidung zwischen präoperativem oder postoperativem Beginn der Cefalothin-Gabe war mit 28,3% respektive 25,4% Wundinfektionen ähnlich. Jetzt wird aber auch eine Abszeßrate von 12,4% in der „postoperativen" Gruppe angegeben, die durch „präoperative" Cefalothin-Gabe nur 5,6% betrug. Der Unterschied wird als signifikant angegeben. Aus den Tabellen der Studie geht hervor, daß in 37 Fällen überhaupt kein parenterales Antibioticum gegeben wurde. In dieser Gruppe lag die Wundinfektionsrate mit 8,1% – ebenso wie die Abszeßrate mit 2,7% – bei weitem am niedrigsten. Dieses außerordentliche Phänomen erfährt durch die Autoren keine Interpretation. Ihre Empfehlung ist dennoch eine frühe, hochdosierte parenterale Antibiotica-Gabe.

Aus der Erkenntnis, daß die Dickdarmflora überwiegend aus Anaerobiern besteht, haben Thadepalli u. Mitarb. [113] in ihrer Untersuchung über Abdominaltraumata speziell diesem Problem Rechnung getragen. In einer prospektiven Studie haben sie an 100 Patienten mit perforierender Bauchverletzung, die randomisiert auf 2 Gruppen verteilt wurden, die Kombination von Cefalothin mit Kanamycin einerseits und Clindamycin mit Kanamycin andererseits verglichen. Cefalothin wurde in einer Dosierung von 4 x 3 g/Tag i.v. und Kanamycin mit 2 x 0,5 g/Tag i.m. verabreicht. Die Clindamycin-Dosierung betrug 4 x 0,6 g/Tag i.m.. Die Prophylaxe wurde im Regelfall bei Aufnahme, also präoperativ, begonnen und 7 Tage fortgeführt. Über die Häufigkeit von Wundinfektionen in den Gruppen wurden keine

Angaben gemacht, sondern es wurden nur Ergebnisse der Keimisolierungen mitgeteilt. Die am häufigsten aus den Wunden isolierten Aerobier waren E. coli, Pseudomonas, Klebsiella und Enterobacter, wobei kein Unterschied in den beiden Antibiotica-Gruppen festzustellen war. An Anaerobiern wurden am häufigsten Bacteroides und Clostridien gefunden, und zwar deutlich weniger in der Clindamycin-Kanamycin-Gruppe. Bezüglich Sepsis- und Abszeßrate werden quantitative Angaben gemacht. Bei Cefalothin-Kanamycin-Gabe (52 Patienten) gab es je 7 Sepsisfälle (13,5%) und Abszesse (13,5%). Bei allen Abszessen waren Anaerobier beteiligt, die Septicämien waren in 4 Fällen durch Bacteroides verursacht. In der Clindamycin-Kanamycin-Gruppe traten nur 2 Septicämien (4,2%) und 3 Abszesse (6,3%) auf. In einem Sepsisfall wurden Anaerobier isoliert (Clostridium perfringens und Clostridium tertium); ansonsten waren E. coli, Enterobacter und Pseudomonas die jeweiligen Verursacher. Bei den Nebenwirkungen war die Clindamycin-Gruppe stärker belastet. Den 10% Thrombophlebitiden nach Cefalothin standen 14,6% Thrombophlebitisfälle nach Clindamycin gegenüber; zusätzlich kam es zu 2 (4,2%) Überempfindlichkeitsreaktionen, die sich einmal als Exanthem und einmal als Asthma bronchiale manifestierten. Auf Grund ihrer Ergebnisse schlagen die Autoren zwar Clindamycin und Kanamycin als Initial-Antibiotica bei penetrierenden Bauchverletzungen vor, halten aber eine endgültige Bewertung ihrer Vorschläge in weiteren Studien für notwendig. Neben den fehlenden Daten über die Infektionsrate der Wunde selbst wird auch eine statistische Absicherung der Ergebnisse vermißt; andererseits ist durch die Bemühungen in der aufwendigen Anaerobierzüchtung die ätiopathogenetische Klärung der bei anderen Autoren nur registrierten Sepsis- und Abszeßfälle gelungen. Die Bedeutung der Anaerobier bei Bauchtraumen wird dadurch unterstrichen.

Gerade auch wegen seiner Wirksamkeit gegen Anaerobier wurde Carbenicillin als Monosubstanz bei penetrierenden Bauchverletzungen von Mandal u. Mitarb. [77] zur Infektionsverhütung eingesetzt. 93,8% der Anaerobierisolierungen aller Patienten des Krankenhauses, wo die Untersuchung durchgeführt wurde, hatten sich als sensibel auf Carbenicillin erwiesen, so daß es in einer prospektiven Studie bei 56 Patienten prä- und postoperativ bis zu 8 Tagen mit 4 x 6 g/Tag i.v. zum Einsatz kam. Auch hier werden keine Infektionsraten der äußerlichen Wunde mitgeteilt. Bei 4 Patienten (7,1%) kam es zu einer „tiefen Infektion", in 2 Fällen mit Anaerobiern, und bei 2 Patienten kam es (3,6%) zu einer Sepsis, hervorgerufen durch E. coli bzw. Klebsiella. Aus der Synopse der vorangegangenen Teil beschriebenen und in der Tabelle 3 aufgeführten Studien läßt sich wegen des Fehlens einer antibioticafreien Kontroll-Gruppe direkt weder eine Berechtigung noch eine Ablehnung der Antibiotica-Prophylaxe ableiten. Die antibioticafreie Gruppe in der Studie von Stone u. Hester [109, 110] weist zwar die niedrigste Wundinfektionsrate und Abszeßhäufigkeit auf, doch finden sich hier vornehmlich nicht-Trauma-Fälle mit geringer eingeschätztem Infektionsrisiko. Auch wenn der Verdacht aufkommt, die Autoren haben dies Ergebnis bei der Interpretation „übersehen", weil es nicht in das Konzept der Schlußfolgerung, nämlich der Empfehlung von Cefalothin, paßte, darf man aus den genannten Gründen ebenso wenig den umgekehrten Schluß einer Prophylaxe-Verneinung ableiten.

Die Bedeutung des frühen Beginns der Antibiotica-Applikation, wie Fullen u. Mitarb. [32] es gefordert haben, wird von allen Autoren durch deren Untersuchungsanordnung bestätigt. Der Erfolg der lokalen Anwendung von Neosporin ® ist statistisch nicht abgesichert, die gigantische Wundinfektionsrate von 60% in der Kontroll-Gruppe wird von keinem anderen „erreicht". Man muß sich eher fragen, ob bei dem dort durchgeführten primären Wundverschluß dieser nicht von vornherein kontraindiziert war.

Tabelle 3. Antibiotica-Prophylaxe und Infektionsrate bei Abdominalverletzungen

Autor	Patienten	Antibioticum	Wund-Inf.	„tiefe" Inf.	Sepsis	Gesamt-Inf.	Bemerkungen
Fullen u. Mitarb. [32]	295	Pen. G 3 ME/d + Tetra. bzw. Chloramph. (1–2 g/die) präop., 116 P. intraop., 98 P. postop., 82 P.	3% 15% 27%	4% 25% 19%	4% 4% 4%	7% 33% 30%	„tiefe Inf." = Abszesse, Empyeme, Pneumonien; Sepsisfälle alle letal, überwiegend Serratia marcescens isoliert; keine Anaerobier erwähnt;
Stone u. Hester [109, 110]	265 444 = „contaminated"	Cefalothin + Primärnaht, 93 P. Cefalothin + verzög. Naht, 81 P. Cefalothin + Neosporin® , 91 P. Cefalothin präop., 198 P. 100 mg/kg d 5 Tage Cefalothin postop., 209 P. 100 mg/kg d 5 Tage Ø Antibiotica parent., 37 P.	60% 20% 15% 28,3% 25,4% 8,1%	5,6% 12,4% 2,7%			„tiefe Inf." = Abszesse; häufigste Keime: E. coli, Klebsiella, Pseudomonas, Staph. aureus; keine Anaerobier erwähnt (außer „gelegentlich" Clostridien)
Thadepalli u. Mitarb. [113]	100	Cefalothin 4 × 3 g/d + Kanamycin 2 × 0,5 g/d, 7 T. 52 P. Clindamycin 4 × 0,6 g/d + Kanamycin 2 × 0,5 g/d, 7 T. 48 P.		13,5% 6,3%	13,5% 4,2%		„tiefe Inf." = Abszesse; Cefalothin: 10% Thrombophleb.; Clindamycin: 14,6% Thrombophlebitis, 4,2% Allergien; Cefalothin: 11 × Anaerobier Clindamycin: 1 × Anaerobier
Mandal u. Mitarb. [77]	56	Carbenicillin 4 × 6 g/d bis 8 T.		7,1%	3,6%		„tiefe Inf." = nicht definiert; 3,5% Anaerobier; bei Infekt.: E. coli, Klebsiella

Bei einem Vergleich der ausgewählten und geprüften Antibiotica ergibt sich im Prinzip immer das gleiche Bild: Nach Penicillin plus Tetracyclin kommt es zu Serratia-Infektionen, nach Cefalothin überwiegen Anaerobier-Infektionen. Zielt die Prophylaxe auf Anaerobier durch Auswahl von Clindamycin oder Carbenicillin, verbleiben resistente Aerobier wie E. coli, Klebsiella oder Pseudomonas. Die Gleichartigkeit besteht also darin, daß jeweils diejenigen Infektionserreger verbleiben, die durch das Wirkungsspektrum des ausgewählten Antibioticums nicht erfaßt werden. Umgekehrt läßt sich folgern, solange es kein gegen alle pathogenen Keime wirksames Antibioticum gibt, wird es Infektionen trotz Prophylaxe geben. Das Fehlen von Anaerobiern im Erregerspektrum scheint in einigen Fällen eher auf eine mangelnde mikrobiologische Diagnostik hinzuweisen als auf deren Nichtexistenz. Dies zeigt besonders deutlich die Studie von Thadepalli u. Mitarb. [113]. Es bleibt letztlich die Frage offen, mit welcher Kombination von Antibiotica die besseren Ergebnisse zu erzielen sind, speziell auch im Hinblick auf die therapeutischen Möglichkeiten bei doch eintretender Infektion. Wenn eine Reduktion der Infektionshäufigkeit mit zunehmender therapeutischer Machtlosigkeit in den verbleibenden Fällen einer Infektionsmanifestation gekoppelt ist, wird die Prophylaxe auch vom Prinzip her fragwürdig.

3.4 Thoraxverletzungen

Nicht nur deskriptiv lassen sich Thoraxverletzungen in penetrierende und stumpfe Traumen einteilen: Nach ätiologischen Gesichtspunkten ist das stumpfe Thoraxtrauma hauptsächlich durch Autounfälle verursacht. Penetrierende Verletzungen hingegen sind zumeist durch willkürliche Gewaltanwendung mit Waffen wie Schwert, Speer, Messer, Gewehr und Pistole etc. hervorgerufen [74]. Das Freiwerden hoher kinetischer Energie ebenso wie die oft gleichzeitige Mehrfachverletzung sind beim stumpfen Trauma für eine allgemein höhere Letalitätsrate als beim penetrierenden Trauma verantwortlich [21]. Bei der wachsenden Verkehrsdichte ist es nicht verwunderlich, wenn insgesamt die Thoraxverletzungen häufiger werden [29]. Einige Autoren sehen jedoch auch darin einen Grund, daß „der Mensch eine geringere Hemmschwelle als das Tier aufweist, seinesgleichen anzugehen" und Feuerwaffen und andere mit zunehmender Leichtigkeit zu beschaffen sind [18]. Im Zusammenhang mit der Infektionsprophylaxe durch Antibiotica sollen hier nur die penetrierenden Traumen abgehandelt werden, da bei Nichteröffnung des Thoraxraumes keine bakterielle Kontaminationsgefahr von außen besteht.

Im Gegensatz zum penetrierenden Bauchtrauma — mit Ausnahme der Verletzung großer Gefäße und massiver Blutung — besteht bei Penetration des Thoraxraumes öfter eine akute Lebensbedrohung [74]. In der Erstversorgung steht das chirurgische Handeln ganz im Vordergrund. Damit wird in den meisten Publikationen über penetrierende Thoraxverletzungen der Antibiotica-Anwendung nur eine nebengeordnete Rolle zuerkannt: dies äußert sich vor allem in einem Mangel an rationeller Begründung ihres Einsatzes, gegeben werden sie fast immer.

In einer retrospektiven Übersicht an 769 Patienten mit penetrierenden Thoraxverletzungen, einen Zeitraum von 10 Jahren umfassend, stellten Gray u. Mitarb. [41] mit einer gewissen Resignation fest, daß Antibiotica zwar allen Patienten gegeben wurden, aber weder die Wahl des Präparates noch seine Dosierung hätten die Dauer des Fiebers oder des Hospitalaufenthaltes ändern können. Auch die routinemäßige prophylaktische Anwendung einer Penicillin- und Streptomycin-Instillation in die Pleurahöhle wurde als wirkungslos angesehen und im späteren Verlauf aufgegeben. Aus den mitgeteilten Daten geht hervor, daß mindestens in 97% die Ursache der Verletzung Fremdeinwirkung durch Messer, Kugel, Eispickel oder Gewehrschuß war. Die Letalität lag bei 3,8% und war in starkem Maße vom einwirkenden Agens abhängig (32% bei Gewehrschuß, 1,6% bei Messerstich). Als einziger Hinweis auf Infektionskomplikationen wird eine Empyemrate von 3,3% mitgeteilt, Angaben über Erreger fehlen.

Aus dem gleichen Zeitraum (1947–1961) liegt eine Sammelstatistik aus zwei Krankenhäusern und einer freien Arztpraxis über 1.022 Thoraxverletzungen vor [21]. Ungefähr 1/3 war penetrierend. Trotz sehr ausführlicher Analysen über die durchgeführten Behandlungsmethoden finden die Antibiotica nur eine sehr kursorische Erwähnung: alle bekamen routinemäßig Penicillin und Streptomycin als „geeignete Antibiotica zur Verhütung eines Empyems". Bei 6 der 385 Patienten kam es dennoch zu einem Empyem, wobei gewöhnlich „der Staphylococcus" isoliert wurde, 2mal jedoch auch E. coli. Diese undifferenzierten und pauschalen Angaben können kaum als Begründung für eine sinnvolle Antibiotica-Prophylaxe gelten.

Von Smyth u. Mitarb. [108] wurden 235 Fälle von penetrierenden Thoraxverletzungen retrospektiv analysiert. Außer dem Hinweis, daß Antibiotica prophylaktisch gegeben wurden, fehlen nähere Angaben über Art, Dauer und Dosierung. Wohl in Abschätzung eines möglichen erhöhten Infektionsrisikos wurden jedoch nur in den 86 Fällen Antibiotica gegeben, in denen ein Pneumothorax, Hämothorax, Hämopneumothorax oder eine kombinierte thorakoabdominale Verletzung vorlag. Bezogen auf alle 235 Patienten kam es in 2,6% zu Empyemen und in einem Fall zu einem Lungen- und Leberabszeß (0,4%). Diese Patienten gehörten ausnahmslos zu den Fällen, bei denen eine Prophylaxe getrieben wurde. Mikrobiologische Untersuchungen wurden nicht mitgeteilt. Auch diese Studie kann nicht als Beweis für die Wirksamkeit einer Antibiotica-Prophylaxe herangezogen werden.

Galten bei Smyth u. Mitarb. [108] Hämothorax, Pneumothorax und Hämopneumothorax als herausgestellte Indikation für eine Antibiotica-Prophylaxe, so ist es in der Studie von Leacock u. Mitarb. [72] gerade umgekehrt. Sie resümierten die Behandlungsweise von 194 Patienten mit penetrierenden Brustverletzungen. Antibiotica wurden zur Infektions-Prophylaxe gegeben, ausgenommen in den Fällen mit Hämo-, Pneumo- oder Hämopneumothorax. Ebenso wie bei den zuvor zitierten Autoren werden auch hier keine weiteren Angaben über Art, Dosierung oder Verabreichung der verwendeten Antibiotica mitgeteilt. Die Gesamtletalität innerhalb des Kollektivs lag bei 4,6%, und Empyeme entwickelten sich bei 3 Patienten (1,5%). Hinweise über etwaige Erreger fehlen. Gerade aus den beiden letztgenannten Studien geht hervor, wie uneinheitlich und widersprüchlich die Begründung für den prophylaktischen Antibiotica-Einsatz bei Thoraxverletzungen ist.

In dem Erfahrungsbericht von Oparah u. Mandal [86] über 200 Thoraxstichverletzungen erfahren die Antibiotica ebenfalls nur eine pauschale Erwähnung. Bei ihren Patienten erfolgte eine Prophylaxe nur in den Fällen, in denen eine Thoracotomie oder abdominale Exploration durchgeführt wurde. Dies fand bei den 200 Patienten in 49 Fällen statt. Neben 4 Pneumonien (2%) kam es einmal zur Empyementwicklung (0,5%); drei Patienten starben (1,5%). Es fehlen Angaben, welche Antibiotica gegeben wurden und ob bzw. welche Erreger aus dem Empyemeiter und bei den Pneumonien isoliert wurden. Auch läßt sich aus dem Bericht nicht entnehmen, ob die Fälle mit den aufgetretenen Infektionskomplikationen zu den nicht-Antibiotica-vorbehandelten Patienten gehörten. Weiterhin bleibt unklar, ob eine erwartete hohe postoperative Infektionsrate bei Thoracotomien oder die Schwere einer möglichen nachfolgenden Infektion Motive für die Antibiotica-Prophylaxe waren. Wegen dieser Mängel kann auch hier die prophylaktische Antibiotica-Gabe nicht als sachlich begründet oder indiziert gelten.

Während des Vietnamkrieges wurde mit Penicillin und Streptomycin eine routinemäßige Infektionsprophylaxe bei Thoraxverletzten betrieben [13, 73, 117]. Die Erfolge dieser Prophylaxe sind jedoch weder gut dokumentiert noch überzeugend. Virgilio [117] berichtet über 125 Verwundete mit penetrierenden Thoraxverletzungen. Häufig lag der Zeitpunkt der Verwundung infolge des schnellen Transportes ins Hospital der Erstversorgung nur 20 Minuten zurück, durchschnittlich vergingen 90 Minuten. Es wurde in allen Fällen ein „Regime aus Penicillin und Streptomycin parenteral" verabreicht. 39 Patienten konnten wieder entlassen werden, bei ihnen traten keine intrathorakalen Infektionen auf. 76 Patienten mußten wegen der Schwere der Verwundungen aus Vietnam evakuiert werden. Weitere Informationen über diesen Patientenkreis waren nach Meinung des Autors lückenhaft, jedoch konnte in mindestens zwei Fällen (1,6%) das nachfolgende Auftreten eines Empyems gesichert werden. 10 Patienten (8%) starben an ihren Verwundungen.

Nach einem Bericht von Bellinger [13] wurde die Penicillin-Streptomycin-Prophylaxe auch bei Kindern angewandt, die infolge der militärischen Auseinandersetzungen in Vietnam penetrierende Verletzungen des Thorax erlitten. In den von ihm beschriebenen 14 Fällen kam es einmal zu einer Abszeßbildung; Empyeme und Wundinfektionen der Thoraxwand traten nicht auf. Die Angaben sind jedoch auch hier zu ungenau und allgemein, als daß daraus eine begründete Empfehlung für eine Antibiotica-Prophylaxe abgeleitet werden könnte.

Nach einem Bericht von Levitzky u. Mitarb. [73] wurden von den 4.149 Verwundeten des Vietnamkrieges zwischen März 1966 und Mai 1968˙68 in die Vereinigten Staaten evakuiert, da nach anfänglicher Versorgung weitere thoraxchirurgische Maßnahmen notwendig wurden. Bei 25 von diesen war ein Empyem vorhanden. Alle hatten bei der Erstversorgung Penicillin, Streptomycin und Chloramphenicol bekommen. Über die Dosierung bzw. Dauer der Prophylaxe lagen keine Angaben vor. In dieser Studie sind jedoch mikrobiologische Untersuchungen durchgeführt worden. Je zur Hälfte fanden sich Mono- bzw. Mischinfektionen. Am häufigsten isoliert wurden Staphylococcus aureus, gefolgt von Pseudomonas aeruginosa, Klebsiella-Aerobacter, E. coli, Enterokokken und Proteus spp.. Ein Rückschluß von den isolierten Keimen auf die vorangegangene Antibiotica-Prophylaxe hinsichtlich Auswahl des Antibioticums bzw. Dosierung fehlt. Eine spezielle Anaerobier-Diagnostik wurde nicht durchgeführt, so daß zwangsläufig nur ein unvollkommenes Spektrum an Erregern aufgestellt werden konnte [11]. Es läßt sich jedoch aus den isolierten Aerobiern erkennen, daß grundsätzlich keine Abhängigkeit besteht zwischen der Erregerflora des Pleuraempyems und den lokalen sonstigen Bedingungen, unter denen die Thoraxverletzung erfolgte (Verwundung in Vietnam oder zivile Verletzung) [111].

Auch von anderen Kriegsschauplätzen liegen Erfahrungsberichte über penetrierende Thoraxverletzungen vor. Romanoff [98] berichtete über die Infektionsverhütung bei 81 Thoraxverletzten des 6-Tage-Krieges vom Juni 1967 und 61 weiteren Verwundeten mit Thoraxverletzungen aus dem Yom-Kippur-Krieg vom Oktober 1973. In allen 142 Fällen wurde zunächst Penicillin und Streptomycin verabreicht, und zwar Penicillin 5 ME pro 500 ml i.v. applizierter Flüssigkeit, also variabel in der Dosierung, und Streptomycin 1 g/Tag. Nach wenigen Tagen erfolgte dann die Fortführung der Prophylaxe oral mit je 3–4 g/Tag Ampicillin und Cloxacillin. Unter diesem antibiotischen Vorgehen und der entsprechenden chirugischen Versorgung kam es bei den 142 Verwundeten zu 4 Empyemen (2,8%) und in einem Fall zu einem Lungenabszeß (0,8%). Die Gesamtinfektionsrate unter

Einbeziehung von Infektionen der Wunde wurde mit 4,9% angegeben. Der Autor wertete dieses gute Ergebnis als Erfolg und bezog es auf sein entsprechendes chirurgisches Vorgehen mit Vermeidung einer Thoracotomie und früher Drainage eines Hämothorax sowie auf die langfristig durchgeführte Antibiotica-Gabe. Wie aus Tabelle 4 ersichtlich ist, liegt die Empyemrate mit 2,8% in dem soeben beschriebenen Kollektiv keineswegs besonders niedrig. Gleiche und sogar bessere Resultate wurden auch mit anderen Antibiotica bzw. bei stark eingeschränktem Gebrauch von Antibiotica erreicht. Wenig befriedigend ist auch die fehlende Begründung für den Wechsel von Penicillin und Streptomycin auf Ampicillin und Oxacillin. Es entsteht der Eindruck, als seien nicht Erreger und Wirkungsspektrum des Antibioticums ausschlaggebend für den Einsatz, sondern die jeweilige Verfügbarkeit und Applikationsmöglichkeit. Auch dieser Bericht liefert trotz seines Titels „Prevention of infection of war chest injuries" keinen Beweis für die Wirksamkeit der Antibiotica-Prophylaxe und keine sachliche Begründung für ihre Anwendung.

Neben der Fülle der bereits zitierten Berichte über penetrierende Thoraxverletzungen existiert nur eine prospektive Doppelblindstudie. An einem relativ kleinen Kollektiv – bezogen auf die bisher genannten Studien – haben Grover u. Mitarb. [43] die Auswirkungen von Clindamycin gegenüber einer Placebo-Gruppe auf Infektionskomplikationen geprüft. Von 75 Patienten mit penetrierenden Thoraxverletzungen bekamen nach randomisierter Gruppenzuweisung 38 Patienten 5 Tage 4 x 300 mg Clindamycin i.v., die übrigen 37 Patienten erhielten eine entsprechende Placebo-Applikation. In sehr gründlicher statistischer Ausarbeitung wurden von den Autoren folgende Kriterien untersucht: Leukocytose, Höhe des Fiebers, röntgenologisch faßbare Pneumonien, „klinische Empyeme", Wundinfektionen, positive Pleurakulturen, positive Wundabstrich- und Sputumkulturen, Dauer des stationären Aufenthaltes und Notwendigkeit einer Operation. In keinem Fall ließ sich ein statistisch signifikanter Unterschied nachweisen mit Ausnahme der röntgenologisch faßbaren Pneumonien. Diese traten in der Clindamycin-Gruppe 4x (10,5%) und in der Placebo-Gruppe 13x (35%) auf. Der Unterschied war signifikant. Die Studie wurde von den Autoren vorzeitig abgebrochen wegen der in der Literatur beschriebenen Gefahr einer Diarrhoe und pseudomembranösen Colitis unter Clindamycin-Therapie. Der Abbruch wurde jedoch bedauert, da viele der Daten, obwohl nicht signifikant, so doch „sehr deutlich eine Effektivität der Antibiotica-Prophylaxe suggerierten". Es ist denn auch nicht verwunderlich, wenn – nun von Clindamycin wegen der mitgeteilten Nebenwirkungen abstrahiert – Antibiotica allgemein zur Prophylaxe penetrierender Thoraxverletzungen empfohlen wurden. Trotz aller Statistik schien der Begriff der „Suggestion" ohnehin in dieser Studie eine gewisse Rolle gespielt zu haben. So wurde das Auftreten der „klinischen Empyeme" definiert mit Fieber und röntgenologisch persistierendem Erguß, „der in irgendeiner Weise punktiert werden mußte". Entsprechend der ungewöhnlichen Begriffsfestsetzung resultiert denn auch eine ungewöhnlich hohe Rate von Empyemen, nämlich 16,2% in der Placebo-Gruppe. Es wurden zwar Erreger isoliert, aber es geht aus den mitgeteilten Daten nicht hervor, welche Keime aus den Empyemen gezüchtet wurden. Ebenfalls ist auffällig, daß sich in der Clindamycin-Gruppe bei den Kulturen aus Wundabstrichen und Sputen kaum Clindamycin-resistente Keime fanden, in der Placebo-Gruppe aber mehr als doppelt so viele Problemkeime wie z.B. Enterobacter, Klebsiella und Proteus, die grundsätzlich Clindamycin resistent sind. Diese Infektionen wären somit auch unter einer prophylaktischen Antibiotica-Anwendung nicht zu vermeiden gewesen.

Bei der Diskussion der soeben dargelegten Studie vor dem „57th Annual Meeting of the American Association for Thoracic Surgery 1977" wurden von Bryant [17] vorläufige eigene Ergebnisse mitgeteilt, die im Einklang mit den Erfahrungen früherer Publikationen stehen und keinerlei Nachteile durch Fortlassung der Antibiotica aufzeigen. Von 475 Patienten mit Schuß- und Stichverletzungen des Thorax, die eine Antibiotica-Prophylaxe erhielten — Art, Dauer und Dosierungsangaben wurden nicht mitgeteilt — entwickelten 9 (1,9%) ein Empyem und 50 (10,5%) eine Pneumonie. Bei den 150 Patienten mit gleicher Verletzung, jedoch ohne Antibiotica-Prophylaxe, kam es nur in einem Fall zu einem Empyem (0,6%) und zu einer „sehr geringen Zahl möglicher Pneumonien", Bei diesen Daten kann auch ohne Statistik unterstellt werden, daß eine Antibiotica-Prophylaxe keine bakteriologisch und klinisch beweisbaren Vorteile bringt.

Die bisher im einzelnen dargestellten Ergebnisse (Tabelle 4) lassen unschwer erkennen, daß eine direkte Beantwortung der Frage, ob Antibiotica generell zur Infektionsprophylaxe bei perforierenden Thoraxverletzungen sinnvoll seien, nicht möglich ist. In der Vergangenheit wurde am häufigsten die Kombination von Penicillin und Streptomycin eingesetzt. Oft begnügten sich die Untersucher mit der allgemeinen Angabe, daß überhaupt Antibiotica prophylaktisch gegeben wurden. Betrachtet man die Ergebnisse im einzelnen, so stellt man überrascht fest, daß die Empyemrate sehr konstant zwischen 0,5% und 3,3% liegt, unabhängig davon, welche Antibiotica gegeben wurden. Angaben über Abszesse oder Pneumonien sind zu lückenhaft, als daß sie verglichen werden könnten. Die niedrigste Empyemrate von 0,5% wurde dort erzielt, wo am sparsamsten mit der Prophylaxe umgegangen wurde, denn in jenem Kollektiv von 200 Verletzten erhielten nur 25% der Patienten Antibiotica.

Die Letalitätsrate weist größere Schwankungen in den einzelnen Studien auf. Dies ist meist nicht durch Infektionskomplikationen verursacht, sondern nach Hinweis einiger Autoren [53, 72, 98, 117] eine unmittelbare Folge der Traumatisierung selbst. In der kontrollierten Studie von Grover u. Mitarb. [43] wurde Clindamycin geprüft, die Prophylaxe mit dieser Substanz aber wegen beunruhigender Berichte über Nebenwirkungen und daher „Unverantwortlichkeit der weiteren Fortführung" abgebrochen. Die dennoch aufrechterhaltene Empfehlung von Antibiotica zur Prophylaxe bleibt ohne sachliche Begründung und kann daher nicht nachvollzogen werden, zumal die Ergebnisse der Kontroll-Gruppe von zweifelhaftem Wert sind. Wenn auch statistisch nicht prüfbar, so finden sich doch Hinweise bei Leacock u. Mitarb. [72] und Bryant [17], daß bei zunehmender Zurückhaltung mit der Antibiotica-Prophylaxe die Infektionskomplikationen eher niedriger werden.

Letztlich besteht auch bei allen Untersuchungen ein Mangel an theoretisch oder empirisch abgeleiteter Begründung für den jeweiligen Antibiotica-Einsatz. Fehlende oder unzureichende mikrobiologische Untersuchungen lassen darüber hinaus Zweifel aufkommen, ob überhaupt eine Überlegung bei Auswahl der Antibiotica zur Prophylaxe stattgefunden hat. In abschließender und summarischer Wertung lassen sich aus den vorliegenden Daten eher Hinweise für die Nutzlosigkeit der Antibiotica-Prophylaxe bei penetrierenden Thoraxverletzungen ableiten als Beweise für deren sinnvollen Einsatz.

Tabelle 4. Antibiotica-Prophylaxe und Infektionsraten bei penetrierenden Thoraxverletzungen

Autor	Pat.	Antibioticum	Todes-fälle	Empyem	Abszeß	Pneumon.	Bemerkungen
Gray u. Mitarb. [41]	769	Penicillin + Streptomycin Dosis? Dauer?	3,8% = 29 P.	3,3%	—		∅ Erregerdiagnostik
Smyth u. Mitarb. [108]	235	Antibiotica Art? Dosis? Dauer? nicht in allen Fällen	2,6% = 6 P.	2,1%	0,4%		∅ Erregerdiagnostik Antibiotica *nur* bei Pneumo-, Hämo- u. Pneumo-Hämothorax (86 Patienten)
Conn u. Mitarb. [21]	385	Penicillin + Streptomycin Dosis? Dauer?	3,1% = 12 P.	1,6%	—		E. coli, „Staphylococcus"
Leacock u. Mitarb. [72]	194	Antibiotica Art? Dosis? Dauer? nicht in allen Fällen	4,6% = 9 P.	1,5%	—		∅ Erregerdiagnostik; Antibiotica *nur* bei Mediast.-Verletzungen, *nicht* bei Pneumo-, Hämo- und Pneumo-Hämothorax
Romanoff [98]	142	Penicillin ≥ 5 ME/d + Streptomycin 1 g/d, später Ampicillin 3–4 g/d + Cloxacillin 3–4 g/d	7,8% = 11 P.	2,8%	0,7%		∅ Erregerdiagnostik
Oparah u. Mandal [86]	200	Antibiotica Art? Dosis? Dauer?	1,5% = 3 P.	0,5%	—	2,0%	∅ Erregerdiagnostik; Antibiotica *nur* bei Thoracotomie (49 Pat.)
Grover u. Mitarb. [43]	75	Clindamycin 4 × 300 mg/d 5 Tage (38 P.) Placebo idem (37 P.)		2,6% 16,2%!	— —	10,5% 35,0%!	Homogenität d. Gruppen unzureichend; Defin. Pneumonie und Empyem fragwürdig
Bryant [17]	645	Antibiotica Art? Dosis? Dauer? (475 P.) Placebo (170 P.)		1,9% 0,6%	— —	10,5% „sehr geringe Zahl"	∅ Erregerdiagnostik; vorläufiger Bericht

3.5 Schädelverletzungen

Die aus Gründen der Systematik gewählte Gruppe der Schädelverletzungen ist noch zu heterogen für eine einheitliche Betrachtung des Problems der Antibiotica-Prophylaxe. Es muß daher weiter unterschieden werden in Verletzungen des Gesichtsschädels, kombinierte Schädel-Hirn-Verletzungen und Schädelverletzungen mit Liquorrhoe. Obwohl nicht den Schädelverletzungen selbst zugehörend, soll hier wegen der topischen Zuordnung auch eine Studie über Antibiotica-Prophylaxe bei Augenverletzungen berücksichtigt werden.

Geschlossene Schädel-Hirn-Traumen wie Commotio, Contusio und intracerebrale Hämorrhagien bleiben wegen der in der Regel fehlenden Keimkontamination von außen bei der Besprechung unberücksichtigt.

3.5.1 Verletzungen des Gesichtsschädels

Aus der Erkenntnis, daß selbst 30 Jahre nach Einführung des Penicillins seine prophylaktische Anwendung in der Chirurgie zumindest umstritten ist, andererseits bei mundchirurgischen Maßnahmen speziell nach Trauma häufig eine Penicillin-Prophylaxe betrieben wird [5], haben Paterson u. Mitarb. [88] die folgende Studie durchgeführt. Über einen Zeitraum von 1 1/2 Jahren konnten insgesamt 419 Patienten mit Trauma oder Wiederherstellungschirurgie im Gesichtsbereich in die Untersuchung aufgenommen werden. Alle 3 Monate alternierend wurden entweder Antibiotica „nach generellen medizinischen Gesichtspunkten" oder keine Antibiotica gegeben. Die Beurteilung des Vorliegens einer Infektion basierte auf klinischer Prüfung und wurde in Unkenntnis über die Prophylaxemaßnahmen vorgenommen. Bei Vorhandensein von Eiter erfolgte eine mikrobiologische Untersuchung. Aus einer tabellarischen Aufschlüsselung der Daten geht hervor, daß von insgesamt 132 „chirurgischen Fällen", die sich zum überwiegenden Teil aus Frakturen von Mandibula, Sinus, Orbita, Jochbein und Nasenbein zusammensetzten, 78 Patienten mit Antibiotica prophylaktisch behandelt wurden. In 75 Fällen kam Penicillin zum Einsatz, je einmal Lincomycin, Cefalothin und Kanamycin. Dosierungen wurden nicht mitgeteilt. Bei den übrigen 54 Patienten (Kontroll-Gruppe) wurden keine Antibiotica gegeben. In der Antibiotica-Gruppe traten 7 (9,0%) Infektionen am Ort der Verletzung auf, darüber hinaus kam es zu 3 (3,9%) Infektionen des Urogenitaltraktes und zu je einer Infektion (2,6%) des oberen Respirations- und des Gastrointestinaltraktes. Diese 5 (6,4%) Infektionen wurden als „superimposed" bezeichnet. Die Kontroll-Gruppe wies neben 5 (9,3%) Wundinfektionen keine „überlagernden Infektionen" auf. Die Keimzüchtung aus den Wundinfektionsgebieten mit nachfolgender Resistenzbestimmung ergab bei der Prophylaxe-Gruppe in 58% resistente Keime auf das jeweils eingesetzte Antibioticum, dagegen waren in der Kontrollgruppe alle Erreger penicillinempfindlich. Außer den 132 „chirurgischen Fällen" wurden weitere 287 Patienten mit Weichteilverletzungen in die Studie einbezogen. 132 Patienten bekamen prophylaktisch Antibiotica und entwickelten in 15,9% eine Wundinfektion. Bei den übrigen 155 Patienten ohne Prophylaxe traten nur 3,2% Wundinfektionen auf. Nach vorangegangener Prophylaxe waren 28% der Erreger penicillinresistent gegenüber nur 4% ohne Antibiotica-Gabe. Als Erreger wurden, alle Wundinfektionen betreffend und in der Reihenfolge ihrer Häufigkeit genannt, vergrünend wachsende Streptokokken, Mikrokokken, Neisserien und E. coli isoliert. Die Autoren zogen mehrere Schlußfolgerungen aus ihren Ergebnissen: Die prophylaktische Anwendung von Antibiotica – vorzugsweise

Penicillin — sei fraglich in bezug auf Verhütung einer lokalen Infektion. Sie führe darüber hinaus zu einer höheren Rate „überlagernder" Infektionen (Magen-Darm-Trakt, Urogenitaltrakt, Respirationswege) und zu einer größeren Anzahl antibioticaresistenter Infektionen. Diese Selektionierung resistenter Keime bei Antibiotica-Gabe ist kausal erklärbar und inzwischen ein allgemein bekanntes Phänomen.

Nicht einverstanden mit den Ergebnissen von Paterson u. Mitarb. [88] waren offenbar Zallen u. Curry [122]. Sie nahmen sich vor, in einer prospektiven Studie an 64 Patienten mit Mandibularfrakturen die „Notwendigkeit der antibiotischen Abdeckung" nachzuweisen. Nachdem zunächst eine zufallsbezogene Zuteilung der Patienten in eine Prophylaxe- oder Kontroll-Gruppe erfolgte, wurde dieses Prinzip durchbrochen, indem Patienten „mit einer medizinischen Indikation für eine Antibiotica-Prophylaxe" von der Kontroll-Gruppe ausgenommen wurden. Antibiotica wurden nach Gutdünken des behandelnden Arztes ausgewählt, so daß Penicillin (19x), Lincomycin (7x), Erythromycin (3x), Cefalexin (2x) und Clindamycin (1x) zum Einsatz kamen. Die Applikation erfolgte in 22 Fällen parenteral und in 10 Fällen oral. In der Antibiotica-Gruppe kam es zu 2 (6,3%) und in der Kontroll-Gruppe zu 16 Infektionen (50,3%). Mikrobiologische Untersuchungen wurden nicht durchgeführt. An dieser Studie überrascht die hohe Infektionsrate der Kontroll-Gruppe. In keinem Bereich der Traumatologie liegen vergleichbare Zahlen vor, erst recht nicht in der zuvor dargestellten Untersuchung an Patienten der gleichen Verletzungsart. Andererseits wird eindeutig erkennbar, daß die Autoren schon vor der Studie von der Notwendigkeit der Prophylaxe überzeugt waren und dafür den Beweis antreten wollten. Dieser Intention folgend wurde auch das Prinzip der Randomisierung — das gewünschte Ergebnis bereits als gesichert vorwegnehmend — durchbrochen. Es fällt dennoch schwer, eine plausible Erklärung für die ungewöhnlich hohe Infektionsrate der Kontroll-Gruppe zu finden. Am ehesten käme eine sehr weit gefaßte Definition des Begriffes Infektion in Frage. Auf keinen Fall kann jedoch den Autoren in ihrer Schlußfolgerung, nach der eine „antibiotische Abdeckung" bei Mandibularfrakturen notwendig sei, zugestimmt werden. Dafür sind die aufgezeigten Mängel in der Durchführung der Untersuchung zu gravierend, zumal auch die heterogene Zusammensetzung der verwendeten Antibiotica den Rückschluß auf ihre Wirkung im Einzelfall unmöglich macht.

Es ist verständlich, daß bei Verletzungen, die zu einer Kontamination der Wunde mit Keimen der Mund-, Nasen- und Rachenflora führen, die Furcht vor einer Infektion sehr hoch ist. Allein die Mundhöhle beherbergt die vielfältigste Mischflora des Menschen [94]. Zu ihr gehören durchaus auch strikte Anaerobier (z.B. Bacteroidesarten) ebenso wie Keime aus der Familie der Enterobacteriaceae [55]. Einer der häufigsten Wundinfektionserreger, Staphylococcus aureus, findet sich bei 30% der Nasenabstriche von Gesunden [45]. Aus diesen Gründen ist es von vornherein unmöglich, alle fakultativ pathogenen Keime durch die prophylaktische Anwendung eines einzelnen Antibioticums (Monoprophylaxe) zu erreichen. Auch unter Berücksichtigung der guten Ergebnisse von Paterson u. Mitarb. [88] bei Verzicht auf alle Antibiotica muß deshalb der Wert einer derartigen Infektions-Prophylaxe in Zweifel gezogen werden.

3.5.2 Kombinierte Schädel-Hirn-Verletzungen

Auf dem „5. Internationalen Fortbildungskurs für junge Militärärzte" in Magglingen wurde von Krayenbühl [69] bei akuten Schädel-Hirn-Verletzungen die Frühapplikation von

„abschirmenden Antibiotica" verlangt. Diese sollte vom Truppenarzt in den vordersten Sanitätshilfsstellen mit Chloramphenicol 3 g/Tag und 5-10 ME Penicillin i.v./Tag erfolgen. Damit könnte den Komplikationen einer Wundinfektion, einer Meningitis, eines Hirnabszesses und der Entwicklung einer Pneumonie entgegengewirkt werden. Als Begründung galt die Senkung der postoperativen Letalität seit dem 2. Weltkrieg, die neben einer verbesserten Narkosetechnik und intensivmedizinischen Maßnahmen auch der antibiotischen Therapie zugeschrieben wurde. Abgesehen davon, daß die Kombination eines bacteriostatischen mit einem bacteriden Antibioticum die Wirksamkeit des letzteren möglicherweise vermindert (Regel von Jawetz [58]) und daher vermieden werden sollte, ist der hier hergestellte Kausalitätsbezug grob simplifizierend. Selbstverständlich hat die Antibiotica-Therapie zur Letalitätssenkung beigetragen, die Wirksamkeit einer zielgerichteten Therapie läßt sich aber nicht auf eine ungezielte Prophylaxe übertragen. Die im obigen Vortrag ebenfalls vertretene Meinung, daß antimikrobielle Substanzen oberflächlich infizierte Wunden zu säubern vermögen, konnte inzwischen durch entsprechende Untersuchungen widerlegt werden [36].

Zahlenmäßig dokumentierte Ergebnisse einer durchgeführten Prophylaxe bei penetrierenden Hirnverletzungen werden von Hagan [44] mitgeteilt. Er gibt einen Überblick über die nachfolgenden Komplikationen bei 506 Verwundeten des Vietnam-Krieges von April 1968 bis November 1969, die nach Japan zur weiteren Versorgung evakuiert wurden. Die antibiotische Prophylaxe erfolgte mit Cefalothin und Colistin, da zu diesem Zeitpunkt dies die wirksamste Kombination war gegen die im betreffenden Krankenhaus isolierten Erreger. Bei 68 Patienten wurde eine Operation wegen eines eingedrungenen Fragments notwendig. Handelte es sich um ein Knochenfragment, fanden sich in 56,4% positive bakteriologische Kulturen trotz der vorangegangenen 14tägigen Prophylaxe. Bei den untersuchten Metallfragmenten waren die Kulturen in allen Fällen positiv. In 63% wurde Staphylococcus albus als Keim gezüchtet, aber auch Klebsiella, Ps. aeruginosa, Enterobacter, Serratia und Enterokokken konnten isoliert werden. Eine Anaerobier-Diagnostik wurde nicht durchgeführt. Neben diesen Ergebnissen kam es in 6,3% aller 506 Patienten zu einer oberflächlichen Infektion und bei 18 (3,6%) zu einer bakteriologisch gesicherten Meningitis. Hier fehlen allerdings die Angaben über die ursächlichen Erreger. In weiteren 12 Fällen (2,4%) wurde trotz negativer Kulturergebnisse wegen des niedrigen Liquorzuckers eine Meningitis angenommen. 5 Patienten verstarben an einer cerebralen Infektion, wobei in 2 Fällen Serratia marcescens mit multipler Antibiotica-Resistenz die Ursache war. In einer Bilanz ließen sich die Ergebnisse so zusammenfassen: Trotz langfristiger, kombinierter Antibiotica-Prophylaxe mit Cefalothin und Colistin – eine Dosierungsangabe fehlte – waren die operativ entfernten intracerebralen Fragmente in den meisten Fällen mikrobiell besiedelt. Darüber hinaus kam es in 13,3% der Fälle zu einer Infektionskomplikation. Hochresistente Serratia war für 2 letale Ausgänge verantwortlich. Die Auswahl der Antibiotica war zwar an der vorherrschenden Resistenzsituation orientiert, ließ jedoch pharmakokinetische Eigenschaften, speziell die Liquorgängigkeit, unberücksichtigt. Colistin hat nur eine minimale Liquordiffusion, die selbst bei entzündeten Meningen gering und nicht quantitativ kalkulierbar ist [87]. Zusätzlich ist Colistin durch eine hohe nephro- und neurotoxische Nebenwirkungsrate belastet, so daß eine strenge Indikationsstellung unerläßlich ist und sich damit die routinemäßige prophylaktische Anwendung verbietet. Auch Cefalothin zeigt nur eine geringe Liquorgängigkeit von 2-15% [87]. Die Selektionierung von resistenten Serratia-Stämmen kann als gesicherte Nebenwirkung angesehen werden, über die auch andere Autoren bereits berichtet haben [32]. Eine positive Auswirkung der Prophylaxe wird daher – trotz andersartiger Interpretation des Autors – auch in dieser Studie nicht erkennbar.

Die Möglichkeit einer antibiotischen Prophylaxe bei penetrierenden Schädelverletzungen wurde während des Vietnam-Krieges wie ein Gebot befolgt. So berichtet Kapp [61] in seiner Untersuchung über Infektionen neurochirurgischer Wunden aus dem Vietnam-Krieg, daß den Armee-Neurochirugen die verbindliche Instruktion gegeben war, Penicillin und Chloramphenicol prophylaktisch anzuwenden. Aus seiner Aufschlüsselung von 43 Infektionen nach Schädelverletzungen geht hervor, daß in 42% eine Abweichung von den Prinzipien der chirurgischen Wundversorgung vorgelegen hat. Hier haben also auch die Antibiotica keinen Schutz bringen können. Bei den Keimisolierungen standen bei der Meningitis und beim Hirnabszeß Klebsiella-Aerobacter an der Spitze. Da aus den Daten nicht hervorgeht, wie groß das Kollektiv war, in dem sich 43 Infektionen ereigneten, ist eine Erfolgsbeurteilung nicht möglich. Aus dem Keimspektrum läßt sich jedoch erkennen, daß in erster Linie resistente und damit schwer therapierbare Mikroorganismen für die Infektionen verantwortlich waren. Hier wird der Selektionsdruck einer generellen Prophylaxe als kausales Moment erkennbar.

Aus den wenigen vorliegenden Daten zur Antibiotica-Prophylaxe bei offenen Schädel-Hirn-Traumen läßt sich primär eine deutliche Erwartungshaltung ablesen. Allein schon der Versuch einer sachlichen Begründung für eine Antibiotica-Prophylaxe fehlt. Bei kritischer Betrachtung der Ergebnisse werden nur Nachteile sichtbar. Der Beweis für einen die Infektion verhindernden oder auch nur die Infektionsquote senkenden Effekt, z.B. an Hand einer kontrollierten Studie, steht noch aus.

3.5.3 Schädelverletzungen mit Liquorrhoe

Die Liquorfistel nach Schädelverletzung ist ein vergleichsweise seltenes Ereignis. Sie ist immer mit einer Verletzung der Dura mater, z.B. infolge einer Schädelbasisfraktur, verbunden und äußert sich entweder in einer Otorrhoe oder Rhinorrhoe. Da eine Keiminvasion per continuitatem in den Liquor cerebrospinalis möglich ist, besteht die Gefahr einer bakteriellen Meningitis, wobei mit zunehmender Dauer der Liquorfistel das Risiko steigt [85]. In einer Reihe von Studien wurde daher die prophylaktische Antibiotica-Anwendung zur Verhütung dieser Komplikationen geprüft.

Mincy [80] stellte bei einer retrospektiven Untersuchung von 1.745 Schädelfrakturen und -Verletzungen das Vorhandensein von 54 nasalen Liquorfisteln fest (3,1%). Über 2/3 sistierten nach 3 Tagen, 85% nach einer Woche. Bei 15% bestand die Liquorrhoe 1 Monat und länger. Alle Patienten bekamen eine Penicillin-Prophylaxe (Dosierung nicht angegeben), die nach Meinung des Autors jedoch keine Garantie gegen das Auftreten einer Meningitis darstellt. Seine skeptische Haltung ist verständlich, da es trotz der Prophylaxe bei insgesamt 12 der 54 Patienten zu einer Meningitis kam (37%). Betrachtet man das Ergebnis in zeitlicher Abhängigkeit von der Dauer der Fistel, so entwickelten sich 5 Meningitiden bei den 46 Patienten mit sistierender Liquorrhoe nach spätestens 7 Tagen (10,6%). Bei den übrigen 8 Patienten mit Liquorrhoe über 30 Tage kam es in 88% (7 Patienten) zu einer Meningitis. Der Autor ist denn auch sehr folgerichtig der Meinung, daß in dieser Gruppe die Behandlung nicht adäquat war und eine frühzeitige Craniektomie mit Duraverschluß zu besseren Ergebnissen geführt hätte.

Raskind und Doria [92] untersuchten 33 Fälle von traumatisch bedingter Liquorrhoe in bezug auf das spätere Auftreten von Meningitis. 14x lag eine Rhinorrhoe vor und 19x eine Otorrhoe. Antibiotica wurden nicht prophylaktisch gegeben, sondern in 16 Fällen wegen anderer, nicht näher bezeichneter Indikation. Nur bei einem Patienten, bei dem bereits eine Rhinorrhoe über 56 Tage bestand, kam es zu einer Meningitis trotz kombinierter Applikation von Chloramphenicol mit Penicillin und Streptomycin. Bei den 17 Patienten, die keine Prophylaxe erhielten, trat keine Meningitis auf. Diese Ergebnisse bestätigen die Erfahrungen der vorangehenden Studie von Mincy [80], nach der die Gefahr einer Meningitis mit der Dauer der Liquorrhoe wächst, andererseits durch Antibiotica kein Schutz zu erzielen ist. Auch die durchschnittliche Dauer der Rhinorrhoe mit 13 Tagen lag ähnlich hoch. Die Otorrhoe dagegen endete spontan nach durchschnittlich 3 Tagen.

Brawley u. Kelly [16] untersuchten in einer retrospektiven Studie über einen Zeitraum von 5 Jahren 1.250 Schädelverletzungen und -Frakturen, wobei sie eine Liquorrhoe in 35 Fällen (2,8%) feststellten, und zwar 13x Rhinorrhoe, 21x Otorrhoe und 1x Otorhinorrhoe. Bei allen diesen Patienten wurde eine Prophylaxe mit 0,6 ME Procain-Penicillin und 0,5 g Streptomycin 2x/Tag bzw. mit 4 x 250 mg Chloramphenicol/Tag durchgeführt. Diese Prophylaxe mit „gemäßigter Dosierung" wurde für mindestens 5 Tage nach Aufhören der Liquorrhoe beibehalten. In 3 Fällen kam es zu einer Meningitis (8,6%), die bereits bei Krankenhausaufnahme bestanden haben sollte. Über die Erreger wurde nichts mitgeteilt. Die Autoren sahen in diesen Ergebnissen eine Rechtfertigung ihrer Maßnahmen zur Senkung des Liquordrucks und ihrer Antibiotica-Prophylaxe in „gemäßigter Dosierung". Da alle Liquorrhoen spätestens nach 2 Wochen spontan aufhörten, wobei auch hier die Otorrhoen mit einer maximalen Dauer von 4 Tagen wesentlich kürzer waren, ist das Ergebnis durchaus mit dem von Mincy [80] zu vergleichen. Die Daten dieser Studie rechtfertigen demnach weder eine Bestätigung noch Ablehnung der Antibiotica-Prophylaxe.

Ein sehr umfangreiches Zahlenmaterial über **posttraumatische Liquorfisteln** wurde von Raaf [91] geliefert. Bei insgesamt 2.194 Patienten mit akuter Schädelverletzung beobachtete er 50 Rhinorrhoen (2,3%), 79 Otorrhoen (3,6%) und 73 Liquorrhoen bei Schädeldachfrakturen (3,3%). Alle Patienten bekamen eine Antibiotica-Prophylaxe mit 4 x 0,6 ME Procain-Penicillin G. Die Ergebnisse sind jedoch absolut unbefriedigend. Von den 50 Patienten mit Rhinorrhoe, von denen 6 akut infolge des Traumas verstarben, bekamen 11 (25%) eine Meningitis, die 4x (9,1%) tödlich verlief. Günstiger sahen die Ergebnisse bei den 79 Patienten mit Otorrhoe aus. Hier verstarben akut 13 Patienten, 5 (7,6%) entwickelten eine Meningitis, einmal (1,5%) mit letalem Ausgang. Auch bei Fraktur des Schädeldaches (73 Patienten, 5 akute Todesfälle) war mit 4 (5,9%) Meningitiden, davon ein Fall mit tödlichem Ausgang, keine bessere Prognose zu verzeichnen. Mikrobiologische Untersuchungen fehlen in dieser Studie ebenso wie auch die Prophylaxe weder eine Begründung noch eine Bewertung durch den Autor erfährt. Aus der Dosierung der Penicillin-Prophylaxe läßt sich jedoch wie auch aus den Angaben bei Brawley u. Kelly [16] klar erkennen, daß die bei einer Prophylaxe errreichten Liquorspiegel viel zu niedrig sind, um antibakteriell effektiv zu sein.

McGee u. Mitarb. [78] haben versucht, auf der Basis eigener Daten und aus Literaturangaben die Berechtigung einer Antibiotica-Prophylaxe bei Liquorfisteln zu ergründen. In den von ihnen untersuchten 58 Fällen von Liquorrhoe (23x Rhinorrhoe, 35 Otorrhoe) wurden 41x nach Gutdünken Antibiotica prophylaktisch verabreicht (Penicillin, Chloramphenicol, Sulfadiazin – keine Dosierungsangaben). Es kam dabei zu einer Meningitis, wobei ein Erregernachweis mißlang. Bei den 17 Patienten ohne Prophylaxe ereigneten sich 2 Meningitisfälle, die einmal durch Pseudomonas und einmal durch Pneumokokken hervorgerufen wurden. Die Autoren prüften die unterschiedliche Häufigkeit der Meningitisfälle statistisch (2,4% mit Prophylaxe – 11,7% ohne Prophylaxe) und konnten keine Signifikanz feststellen. Mit diesem unbefriedigenden Ergebnis blieb die Beurteilung der Prophylaxe weiterhin kontrovers, so daß weitere 344 Fälle von Liquorrhoe aus der Literatur mit in die Bewertung einbezogen wurden. Dabei zeigte sich, daß von insgesamt 246 Rhinorrhoen unter Antibiotica-Prophylaxe in 19% eine Meningitis entstand, ohne Prophylaxe dagegen nur in 6%. Bei 156 Otorrhoen gab es mit Prophylaxe in 4% und ohne Prophylaxe in 5% eine Meningitis. Auch mit diesen Zahlen, die nunmehr eher die Nutzlosigkeit einer Prophylaxe belegen, ergab sich keine Signifikanz für den Unterschied. Die Autoren wiesen jedoch darauf hin, daß wegen des Fehlens spezifischer Daten aus den gepoolten Literaturangaben ein statistisch signifikanter Schluß ohnehin nicht hätte gezogen werden dürfen.

In einer Doppelblindstudie wurde von Klastersky u. Mitarb. [65] die Antibiotica-Prophylaxe bei 52 Patienten mit Rhinorrhoe und Otorrhoe nach Schädeltrauma untersucht. Je 26 Patienten erhielten eine intravenöse Penicillinprophylaxe mit 4 x 5 ME/Tag bzw. eine entsprechende Placebo-Gabe, und zwar durchschnittlich 7 Tage lang. In der Placebo-Gruppe kam es zu einem Meningitisfall, wobei sich ein Staphylococcus albus fand; gleichzeitig mußte eine Gewehrkugel aus dem Seitenventrikel entfernt werden. In 3 weiteren Fällen wurde zwar eine Meningitis vermutet und entsprechend eine Therapie mit Chloramphenicol eingeleitet, die bakteriologischen Kulturen waren jedoch negativ. Auch in der Penicillin-Gruppe bestand in einem Fall der klinische Verdacht einer Meningitis, der zu einer Chloramphenicol-Anwendung führte. Die Autoren prüften weiterhin die Homogenität der beiden Patientengruppen hinsichtlich Alter, Geschlecht, Verletzungsprognose und sonstiger therapeutischer Maßnahmen und fanden keinen Unterschied. Auch bezüglich weiterer klinischer Ergebnisse wie pulmonaler und Harnwegsinfekte bestand annähernd Gleichheit der Gruppen. Als Schlußfolgerung resultiert denn auch die Erkenntnis, daß sich aus der Studie keine Empfehlung, bei Otorrhoe oder Rhinorrhoe Penicillin hochdosiert prophylaktisch einzusetzen, ableiten lasse. Andererseits fände sich aber auch kein Hinweis, daß die Penicillin-Prophylaxe durch Nebenwirkungen belastet sei.

Aus einer gemeinsamen Betrachtung der bisher dargestellten Untersuchungen (Tabelle 5) lassen sich mehrere Erkenntnisse ableiten: Bei einer Otorrhoe ist sehr viel eher mit einem spontanen Aufhören des Liquorflusses zu rechnen als bei einer Rhinorrhoe. Letztere ist mit einer ca. 3-fach höheren Kompliaktionsrate durch Meningitis verbunden. Die antibiotische Prophylaxe in diesen Fällen hat jedoch versagt. Andere neurochirurgische Maßnahmen (Lagerung, Drucksenkung durch häufiges Punktieren und operativer Verschluß der Dura mater nach längerer Liquorrhoe) sind in der Behandlung wichtiger. Eine Infektionsverhütung durch eine Antibiotica-Prophylaxe bei Liquorrhoe hat sich in keiner der Studien beweisen lassen. Eine prophylaktische Antibiotica-Applikation ist somit auch bei Schädelverletzung mit Liquorrhoe sachlich nicht zu begründen.

Tabelle 5. Antibiotica-Prophylaxe und Infektionsraten bei Schädelverletzungen mit Liquorrhoe

Autor	SHT	Liquor-rhoe	Art der Fistel		Antibioticum	Meningitis		Bemerkungen
Mincy [80]	1745	54 (3,1%)	Rhinorrh.	54 P. 85% ≤ 7 T. 15% > 30 T.	Penicillin	bei Fistel ≤ 7 T. bei Fistel > 30 T. insgesamt	11% 88% 37%	bei 8 Fällen: 2x Staph. albus 2x Pneumokokken 4x ∅ Erreger
Raskind u. Doria [92]		33	Rhinorrh. Otorrhoe	14 P. $\bar{x}$ = 13 T. 19 P. $\bar{x}$ = 4 T.	Pen., Chloramph., Streptom., Erythrom. 16x	bei Rhinorrhoe nach 56 T. 1x	6,3%	∅ Mikrobiologie; ∅ Statistik; nach d. Mening. Stop. d. Rhinorrhoe
					∅ Antibiot. 17x	∅ Meningitis		
Brawley u. Kelly [16]	1250	35 (2,8%)	Rhinorrh. Otorrhoe Otorhin.	13 P. bis 14 T. 21 P. bis 4 T. 1 P. —	Proc.-Pen. G 2x 0,6 ME/d + Streptomycin 2x 0,5 g/d oder Chloramphenicol 4x 250 mg/d f. 5 T.	Rhinorrh. 2x Otorrhoe 1x insges. 3x	15,4% 4,8% 8,6%	∅ Mikrobiologie
Raaf [91]	2194	202 (9,2%)	Rhinorrh. Otorrhoe Dachfrakt.	50 P. 79 P. 73 P.	Proc.-Pen. G 4x 0,6 ME/d	Rhinorrh. 11x Otorrhoe 5x b. Dachfrakt. 4x insgesamt 20x	25% 7,6% 5,9% 11,2%	∅ Mikrobiologie; proz. Berechn. d. Mening.-Fälle nach Abzug d. akut Verstorbenen von der Gesamtzahl
McGee u. Mitarb. [78]		58	Rhinorrh. Otorrhoe	23 P. 35 P.	Pen., Chloramph., Sulfadiazin 41x	1x Meningitis	2,4%	∅ Signifikanz; steril
					∅ Antibiot. 17x	2x Meningitis	11,7%	1x Pseudomonas 1x Pneumokokken

Tabelle 5 (Fortsetzung)

McGee Sammel- statistik [78]	402	Rhinorrh. 246 P. Otorrhoe 156 P.	versch. Antibiotica 325x (Rhinorrh. 213x, Otorrhoe 112x)	Rhinorrh. 41x Otorrhoe 5x	19% 4%	∅ Signifikanz
			∅ Antibiot. 77x (Rhinorrh. 33x, Otorrhoe 44x)	Rhinorrh. 2x Otorrhoe 2x	6% 5%	
Klastersky u. Mitarb. [65]	52	Rhinorrh. 36 P. Otorrhoe 16 P.	Penicillin 4x 5 ME/d 7 T. 26x ∅ Antibiot. (Placebo) 26x	∅ Meningitis 1x Meningitis	3,9%	∅ Statistik; i.d. Meningitisfall Staph. albus; Gewehrkugel aus Ventrikel operiert

SHT Schädel-Hirn-Trauma

3.5.4 Antibiotica-Prophylaxe bei Augenverletzungen

Nach Anderson [6] wurden von fast allen Chirurgen in den U.S. Army-Krankenhäusern Antibiotica prophylaktisch angewandt, jedoch blieb die Endophthalmitisrate nach perforierenden Augenverletzungen hoch. Er untersuchte daher an 127 Patienten die Wirkung der subconjunctivalen Injektion einer Kombination von 50 mg Chloramphenicol und 20 mg Colistin. Da es sich in den meisten Fällen nicht um isolierte Augenverletzungen handelte, wurden durch den Allgemeinchirurgen zusätzliche Antibiotica auch systemisch vielfach noch eingesetzt. Unter Mißachtung der statistischen Regeln einer strengen Zufallszuordnung wurden drei Vergleichsgruppen gebildet. Alle Patienten mit chirurgisch zu behandelnden, aber isolierten Augenverletzungen, erhielten die erwähnte Chloramphenicol-Colistin-Kombination lokal appliziert und bildeten eine Gruppe. Patienten mit Augen- und Mehrfachverletzungen, die nicht am Auge operiert werden mußten, bekamen diese Kombination nicht und fungierten als Kontroll-Gruppe, erhielten aber eine systemische Antibiotica-Prophylaxe. In einer dritten Gruppe befanden sich Patienten, die prophylaktisch sowohl lokal als auch systemisch Antibiotica erhielten. Die Auswahl der Antibiotica-Kombination wurde damit begründet, daß in einem tropischen Land wie Vietnam bei dürftigen sanitären Einrichtungen Infektionen mit gram-negativen Keimen vorherrschen würden! Colistin wurde speziell wegen der in Vietnam häufigen Pseudomonas-Infektion gewählt! Der Autor bedauerte im übrigen, daß er keine antibioticafreie Kontroll-Gruppe mitgeführt hätte, meinte aber, dies würde gegen das „medizinische Gebot" verstoßen, da der Antibiotica-Einsatz zwingend gewesen wäre. Er beobachtete 10 Fälle von Endophthalmitis. Diese Angabe bezog sich auf 137 Augen bei 127 Patienten. Mit 12,8% (auf Augen bezogen) lag die Infektionsrate am höchsten in der Gruppe mit einer allgemeinen und lokalen Antibiotica-Prophylaxe (39 Augen). Bei nur systemischer Prophylaxe (49 Augen) kam es in 8,2% zu einer Infektion und bei alleiniger lokaler Antibiotica-Gabe (49 Augen) in nur 2,0%. Die statistische Prüfung mittels Chi-Quadrat-Test ergab keine Signifikanz der Unterschiede. Die Ineffektivität der hier geprüften Infektionsprophylaxe wird vom Autor anerkannt, jedoch glaubt er auch, „man könne sich des Eindrucks nicht erwehren, daß die Infektionsrate noch höher wäre, wenn keine Antibiotica-Prophylaxe betrieben worden wäre". Diese Schlußfolgerung ist jedoch völlig unzutreffend. Sie entspricht, wie auch die übrigen Stellungnahmen zur Antibiotica-Prophylaxe, mehr einem persönlichen Wunschdenken denn einer sachlichen Begründung.

3.6 Verletzungen ohne Zuordnung zu bestimmten Körperregionen

In den vorangegangenen Kapiteln wurde die Literatur über Verletzungen und Wunden untersucht, die sich einer bestimmten Körperregion zuordnen ließen. Darüber hinaus liegen aber noch weitere Literaturangaben vor, die sich diesem Einteilungsprinzip entziehen. In einer Analyse über die postoperative Infektionshäufigkeit während des Vietnamkrieges versucht Latina [71], bei 381 Patienten mit Schuß- und Splitterverletzungen eine Beziehung zwischen präoperativer Antibiotica-Prophylaxe und später auftretender Wundinfektion nachzuweisen. Alle untersuchten Patienten stammten aus dem 6th Convalescent Center in Südvietnam und waren dort zwischen Januar und März 1970 aufgenommen worden. Die Ergebnisse sind in der nachstehenden Tabelle 6 zusammengefaßt:

Tabelle 6. Antibiotica-Prophylaxe und Infektionsraten (nach Latina [71])

Gruppe	Anzahl der Patienten	Wund-infektionen
Penicillin	209	22 (10,5%)
Ampicillin	75	7 (9,3%)
Penicillin + Streptomycin	38	4 (10,5%)
keine Prophylaxe	59	6 (10,2%)

Es ist eindeutig, daß nach den vorliegenden Daten kein Vorteil durch Antibiotica-Prophylaxe nachweisbar ist. Weitere Schlüsse lassen sich nicht ziehen, da weder Dosierungsangaben gemacht noch mikrobiologische Untersuchungen durchgeführt wurden. Der Autor dagegen, der ebenfalls keinen Unterschied zwischen den verschiedenen Gruppen seiner Studie sieht, folgert, daß prophylaktische Antibiotica so früh nach Verwundung wie möglich gegeben werden müssen, am günstigsten wäre sogar ein bereits vorhandener Wirkspiegel im Blut schon vor der Verletzung. Diese letzte Forderung kann nur als spekulativ verstanden werden. Aber auch die aus den eigenen Untersuchungsergebnissen abgeleitete Forderung nach einer Antibiotica-Prophylaxe bleibt unverständlich und ist mit den vorgelegten Daten nicht zu begründen.

In dem 1964 erschienenen „Report of Ad Hoc Committee on Trauma" [93] wurden die Daten bezüglich Antibiotica-Prophylaxe und Infektionshäufigkeit aus fünf amerikanischen Universitätskliniken gesammelt. Bei insgesamt 15.144 Wunden war bei 4.642 (30,7%) eine vorherige Antibiotica-Prophylaxe erfolgt. Aufgeschlüsselt auf die einzelnen Kliniken ergab sich ein uneinheitliches Bild: Sowohl Frequenz des Antibiotica-Einsatzes (je nach Klinik 15,1% bis 47,6%) als auch die Auswahl der Antibiotica wechselten stark. Am häufigsten wurden prophylaktisch Penicillin plus Streptomycin, gefolgt von Chloramphenicol, Penicillin plus Tetracyclin, Tetracyclin, Penicillin, Penicillin plus Streptomycin plus Chloramphenicol und Penicillin plus Chloramphenicol eingesetzt. Das Ergebnis war eine Wundinfektionsrate bei Prophylaxe von 14,3% gegenüber nur 4,4% ohne Prophylaxe. Dieses Verhältnis zuungunsten einer praeventiven Antibiotica-Gabe erklärt sich zum Teil aus der unterschiedlichen Zusammensetzung der Patientenkollektive. Aber auch eine getrennte Betrachtung der in dem Gesamtkollektiv von 15.144 Patienten enthaltenen 1.247 „contaminated wounds" und „dirty wounds" ergab das gleiche Bild wie Tabelle 7 zeigt:

Tabelle 7. Antibiotica-Prophylaxe und Infektionsraten (nach „Report of Ad Hoc Committee on Trauma" [93])

Gruppe		Patienten	Wund-infektionen
„contaminated wounds"	mit Prophylaxe	370	20,4%
	ohne Prophylaxe	300	10,6%
„dirty wounds"	mit Prophylaxe	379	30,7%
	ohne Prophylaxe	198	22,2%

Die Autoren des Reports interpretieren ihre Ergebnisse mit großer Zurückhaltung, da bei dieser retrospektiven Analyse die untersuchten Gruppen nicht randomisiert sind. Sie beschränkten daher ihre Schlußfolgerung auf die Feststellung, daß die Antibiotica-Prophylaxe keinerlei Nutzen gebracht hätte.

In zumindest einer der an dieser Studie beteiligten Universitätskliniken (University of Cincinnati) erfolgte jedoch als Konsequenz eine strikte Einschränkung des prophylaktischen Antibiotica-Gebrauchs [2].

Klein u. Mitarb. [66] untersuchten bei 624 Verwundeten des Yom-Kippur-Krieges die in 58 Fällen aufgetretenen Wundinfektionen, indem sie die Krankengeschichten dreier verschiedener Hospitäler analysierten. Die Infektionsrate mit 9,3% entsprach der in der Studie von Latina [71] aus dem Vietnamkrieg. Im Oktoberkrieg 1973 galt die Instruktion, allen Verwundeten eine antibiotische „Therapie oder Prophylaxe" zukommen zu lassen. Ein einheitliches Regime war dabei nicht vorgeschrieben, so daß eine große Anzahl verschiedener Antibiotica zum Einsatz kam (Penicillin, Cephalosporine, Ampicillin, Gentamicin, Erythromycin, Streptomycin, penicillinasefeste Penicilline, Chloramphenicol, Carbenicillin, Colistin, Co-Trimoxazol und eine Vielzahl von Kombinationen der genannten Antibiotica). Das Interesse der Untersucher galt hierbei speziell den Erregern der Wundinfektionen, wobei zwischen primärer Infektion und Nosokomialinfektion unterschieden wurde, wenn die Wundinfektion erst nach dem 2. Hospitaltag auftrat. Die sehr differenzierten Ergebnisse lassen sich wie folgt zusammenfassen: Häufigster Erreger war Ps. aeruginosa, der in 25,6% aller Isolate gefunden wurde. Nosokomialinfektionen waren wesentlich häufiger durch eine Mischflora verursacht als primäre Infektionen. Gram-positive Erreger konnten in fast der Hälfte der Infektionen in Reinkultur gezüchtet werden, während gram-negative Bakterien zum überwiegenden Teil einer Mischflora angehörten und in nur ca. 1/4 der Fälle als alleinige Erreger in Betracht kamen. Am häufigsten wurde Ampicillin mit einem penicillinasefesten Penicillin kombiniert in der Prophylaxe angewandt (29% der Patienten mit Wundinfektion). Hier wurde in fast 50% Ps. aeruginosa als Infektionserreger nachgewiesen. Aber auch die „gezielte Prophylaxe" versagte oft, denn 65% der Staphylococcus aureus-Infektionen ereigneten sich nach vorheriger Gabe eines penicillinasestabilen Staphylokokken-Penicillins oder Cephalosporins. Die zeitliche Verzögerung zwischen Verwundung und Prophylaxebeginn lag bei durchschnittlich 1–2 Stunden, die endgültige Versorgung im Hospital fand nach 10–20 Stunden statt. Diese Verzögerung war durch die Dauer der Behandlung im Feldlazarett bedingt und nicht durch die Transportzeit, letztere sei extrem kurz gewesen. Die Autoren zogen aus ihren Untersuchungen den Schluß, daß durch hohe Antibiotica-Dosen, insbesondere Breitband-Antibiotica, die empfindliche normale Keimflora eliminiert würde und die damit selektierten, zumeist apathogenen resistenten Stämme dann pathogen und invasiv würden. Sie erklärten mit diesem Selektionsmechanismus die zahlreichen Infektionen durch Enterobacter, E. coli und Klebsiella in ihrer Studie, die nach Pseudomonas aeruginosa am häufigsten aus den infizierten Wunden isoliert wurden. Diese Ergebnisse veranlaßten die Autoren, von einer ungezielten Antibiotica-Anwendung abzuraten. Andererseits befürchteten sie bei Unterlassung jeglicher Antibiotica-Prophylaxe eine erhöhte Gefahr von Gasbrandinfektionen. Obwohl sie darauf hinwiesen, daß Antibiotica die Ausbreitung von Gasbrand nicht verhindern könnten, empfehlen sie dennoch eine prophylaktische Applikation von 4 x 0,6 ME Procain-Penicillin. Hiermit würden Blutspiegel erreicht, die ein Mehrfaches über der minimalen bactericiden Konzentration (MBK) von Clostridium perfringens und von Streptococcus pyogenes lägen. Gleichzeitig würde diese niedrige Dosierung keine resistenten gram-negativen Stämme selektieren. Diese theoretisch abgeleitete Begründung einer Penicillin-Prophylaxe gegen Clostridien ist jedoch nicht überzeugend. Bei anaeroben Verhältnissen im traumatisierten Gewebe als Voraussetzung einer Gasbrandinfektion ist als Folge der gestörten Gefäßversorgung auch der Wirkstofftransport zum Infektionsherd nicht mehr gesichert. Am Ort des infektiösen Geschehens wird also kein genügend hoher Wirkstoffspiegel erreicht, der allein maßgebend ist für den gewünschten antibakteriellen Effekt.

In summarischer Wertung auch der Untersuchung von Latina [71], von Klein u. Mitarb. [66] sowie des „Report of Ad Hoc Committee on Trauma" [93], der im übrigen das umfangreichste Material zur Antibiotica-Prophylaxe liefert, bleibt die schon aus den vorangegangenen Kapiteln gewonnene Erkenntnis gültig, daß es bisher keinen schlüssigen Beweis für den Erfolg einer Antibiotica-Prophylaxe gibt, wohl aber deutliche Hinweise auf die negativen Auswirkungen durch allzu freizügige Antibiotica-Anwendung und die damit induzierte Selektion resistenter Erreger.

3.7 Gezielte Prophylaxe bei Verdacht auf Infektion mit Clostridien

Taylor [112] sah im Penicillin das Mittel der Wahl bei „schweren traumatischen Wunden", vor allem zur Verhütung einer Infektion mit Anaerobiern, womit offenbar Clostridien gemeint waren. Wysocki [121] beurteilt zwar die Erfolge einer generellen Antibiotica-Prophylaxe als enttäuschend und warnte vor ihren Folgen (Hospitalismus mit resistenten Keimen und Pilzen sowie Verschleierung von typischen Krankheitsbildern und postoperativen Komplikationen), empfahl aber dennoch eine Penicillin G-Prophylaxe nach Verletzung, um den Ausbruch einer Gasbranderkrankung zu verhüten. Den Beweis für die Wirksamkeit sah er in der nachlassenden Häufigkeit von Gasbrand im Krankengut der Chirurgischen Universitätsklinik Heidelberg, wobei stets eine Penicillin G-Prophylaxe bei schweren Traumen durchgeführt wurde [120]. Diese Kausalverknüpfung erscheint jedoch nicht zulässig, da gleichzeitig eine optimale chirurgische Versorgung erfolgte, die ohnehin erste Voraussetzung für eine erfolgreiche Gasbrandprophylaxe ist. Der gleichzeitige Hinweis, daß Penicillin in der Therapie des Gasbrandes eher enttäuscht habe, stünde dann auch im Widerspruch zur unterstellten günstigen Wirkung bei prophylaktischer Anwendung. Ohne weiterführende Begründung wird auch von anderen Autoren [7, 8, 9, 15] bei Gefahr einer Gasbrandinfektion eine Penicillin-Prophylaxe empfohlen.

Es ist verständlich, daß bei der Seltenheit gasbrandgefährdeter Verletzungen sowie aus ethisch-medizinischen Gründen keine vergleichenden Gasbrand-Studien in der Literatur vorliegen. Die Anwendung der Penicillin-Prophylaxe begründet sich somit allein aus dem Sicherheitsbedürfnis des behandelnden Arztes. Diese emotional verständliche Einstellung wird nur mit überzeugenden Beweisen über die Ineffektivität einer derartigen Gasbrand-Prophylaxe zu korrigieren sein. Bisher aber fehlen diese Beweise ebenso wie der sichere Nachweis eines Erfolges.

Es ließe sich allenfalls ein Analogieschluß aus den Erfahrungen ableiten, die mit der Penicillin-Prophylaxe bei Tetanusgefährdung gewonnen wurden. Sowohl bei den Erregern von Gasbrand als auch Tetanus handelt es sich um Anaerobier, die der gleichen Gattung angehören und unter anaeroben Bedingungen im traumatisierten Gewebe aus den Sporen auskeimen. Lucas u. Willis [76] haben in einer retrospektiven Analyse über den Versuch berichtet, die passive Immunisierung mit Antitetanusserum durch eine Penicillin-Prophylaxe zu ersetzen. Sie konnten während eines Zeitraumes von 4 Jahren die Daten von ca.

46.00 Patienten sammeln. In der Zeit, in der an Stelle der Immunprophylaxe mit Tetanusserum prophylaktisch Penicillin appliziert wurde, stieg die Morbiditätsrate hochsignifikant von 2,3 auf 7,8 Erkrankungsfälle pro 10.000 Patienten. Es wurde daraufhin wieder Immunserum gegeben, wobei die Morbidität wieder auf 2,4/10.000 zurückging. Die Wirksamkeit der aktiven Immunisierung stand bei dieser Studie selbstverständlich nicht in Zweifel. Zu einem ähnlichen Ergebnis bezüglich der prophylaktischen Wirkung von Penicillin kam Hellberg [48] in seiner retrospektiven Analyse von 90.000 Patienten in 7 Jahren. Im Vordergrund stand der Wunsch, das heute obsolete Antitetanusserum vom Pferd durch eine Penicillin-Prophylaxe zu ersetzen, da zum Zeitpunkt der Untersuchung humanes Antitetanusserum nicht verfügbar war. Unter der Serumprophylaxe kam es bei 40.000 Patienten zu 4 Tetanusfällen (10/100.000), davon verliefen 2 tödlich (5/100.000). Bei Penicillin-Prophylaxe (50.000 Patienten) lag die Morbidität bei 12/100.000 und die Tetanus-Mortalität bei 6/100.000. Im übrigen wies der Autor darauf hin, daß Penicillin nur auf die vegetativen Formen von Clostridien wirkt, auf die Sporen jedoch keinerlei Effekt hat.

Faßt man die bisherigen Mitteilungen über eine Penicillin-Prophylaxe bei Clostridien-Infektionen zusammen, so läßt sich kein objektiver Beweis für eine Wirksamkeit finden.

Obwohl theoretisch durch die hohe Penicillin-Empfindlichkeit der sporenbildenden Anaerobier gut begründbar, steht ihrem tatsächlichen Effekt in vivo ein entscheidendes pharmakokinetisches Hindernis entgegen. Die Auskeimung der Gasbrandsporen zur vegetativen Erregerform und die des klinisch manifesten Gasbrandes haben anaerobe Wundverhältnisse zur Voraussetzung. Hier — im Bereich der traumatisch gestörten Vaskularisation und Gewebsschädigung — ist die Realisierung antibakteriell effektiver Wirkstoffspiegel nicht (oder nicht mehr im erforderlichen Ausmaß) möglich. Bestenfalls durch exzessiv hohe parenterale Dosierung (i.v.-Infusion) könnte es evtl. gelingen, per diffusionem auch im infizierten, anaeroben Wundgebiet noch wirksame Antibiotica-Konzentrationen zu erreichen. Abgesehen davon, daß diese auf die Sporen selbst keinerlei Wirkung haben, beginnen sich hier die Grenzen zwischen Prophylaxe und Therapie zu verwischen.

4 Wertende Schlußfolgerungen

Aus dem umfangreichen Schrifttum verbleibt nach kritischer Durchsicht nur ein kleiner Anteil an Arbeiten, der eine klare und sachlich begründete Aussage erlaubt [14, 19, 25, 52, 65, 71, 78, 88, 92, 93, 96, 102]. Alle Autoren dieser Gruppe kommen übereinstimmend zu dem Schluß, daß eine Antibiotica-Prophylaxe keinen sicheren Erfolg in der Infektionsverhütung hat. In einem Fall resultierte sogar eine signifikant höhere Wundinfektionsrate nach prophylaktischer Gabe sowohl von Penicillin als auch Tetracyclin [25] gegenüber der antibioticafreien Kontroll-Gruppe. Mit dem Fehlen einer wissenschaftlich abgesicherten Begründung der Antibiotica-Prophylaxe ist somit eine *medizinische* Indikation *nicht* gegeben.

Bei einer großen Zahl von Studien konnten Verstöße gegen statistische Grundvoraussetzungen aufgezeigt werden, oder die Ergebnisse hielten einer Plausibilitätskontrolle nicht stand [6, 17, 43, 44, 47, 59, 63, 84, 89, 95, 104, 107, 109, 110, 117, 119, 122]. In dieser Gruppe sind die Befürworter der Antibiotica-Prophylaxe am stärksten vertreten. In einigen Fällen besteht dabei der Verdacht, daß auch die Interessen der jeweiligen Antibiotica-Hersteller in die Bewertung mit eingegangen sind. In zahlreichen Arbeiten wurde weiterhin eine vorbestehende (möglicherweise unbewußte) Erwartungshaltung der Autoren auf den Erfolg der Antibiotica-Prophylaxe für den solcherart beeinflußten Ausgang der Studien erkennbar. Für eine positive oder negative Urteilsfindung zum Wert der Prophylaxe können diese Arbeiten ihrer Mängel wegen nicht herangezogen werden.

Schließlich verbleiben neben einer Fülle unverbindlicher Meinungsäußerungen und „Glaubensbekenntnisse" solche Studien, die mangels einer mitgeführten Kontroll-Gruppe nur als Ausdruck einer ärztlich-emotionalen Motivation der Antibiotica-Prophylaxe angesehen werden können [16, 18, 21, 32, 41, 66, 72, 77, 80, 86, 91, 98, 108, 113]. Dabei fällt auf, daß in diese Gruppe alle Mitteilungen über perforierende Abdominalverletzungen und kombinierte Schädel-Hirn-Traumata fallen. Ebensowenig existieren kontrollierte Studien bei Verdacht auf das Vorliegen einer Gasbrandinfektion. Konnte bisher festgestellt werden, daß eine *medizinische* Indikation für die Antibiotica-Prophylaxe nicht besteht, eine durch Fremdinteressen induzierte Empfehlung abgelehnt werden muß, so kann auch aus der ärztlich-emotionalen Motivation keine sachliche Rechtfertigung einer Antibiotica-Prophylaxe abgeleitet werden. So verständlich das Sicherheitsstreben des behandelnden Arztes für seinen Patienten (sowie für die eigene Person hinsichtlich evtl. Regreßansprüche) ist, so wenig kann es eine prophylaktische Anwendung der Antibiotica begründen. Selbst die berechtigte Erwartung und Forderung des Patienten, daß sein Arzt „wirklich alles tut, was zur Abwendung evtl. Risiken nur getan werden kann", bedeutet keine rationale medizinische, sondern allenfalls eine ärztlich-emotionale Motivation der Prophylaxe.

In dieser Grauzone der unterschiedlichsten Motivationen gilt es, Entscheidungshilfen zu liefern. Dem fehlenden Nachweis gesicherter Vorteile einer Antibiotica-Prophylaxe stehen gesicherte Nachteile gegenüber. Bei der Unkenntnis der jeweiligen Kontaminationsflora ist die antibakterielle Wirkung des gewählten Antibioticums ungewiß. Selbst bei der Verwendung von Antibiotica-Kombinationen ist immer mit resistenten Erregern zu rechnen. Nebenwirkungen wie direkte Allergieauslösung, Allergisierung für die Zukunft, Gewebsreizung (Thrombophlebitis) und Toxizität sind zu berücksichtigen. Ebenso ist die Verschleierung einer Infektion oder die Verhinderung der Abkapselung eines Prozesses unerwünscht.

Der Selektionsdruck als wesentlicher Mechanismus bei der Entwicklung einer resistenten Erregerflora ist die entscheidende mikrobiologische Nebenwirkung. Dieser Selektionsdruck ist dem Antibiotica-Verbrauch proportional und damit ein Spiegel chemotherapeutischen Gebrauchs und Mißbrauchs. In letzter Konsequenz führt damit die Prophylaxe in eine Selbstvernichtung der therapeutischen Möglichkeiten. Selbst wenn mit ihr — was im vorstehenden Schrifttum nicht bewiesen werden konnte — die Infektion durch einen empfindlichen Keim zu verhindern wäre, so programmiert sie zugleich den möglichen Infekt mit einem nunmehr resistenten Erreger aus der Darmflora. Mit der Gefahr einer endogenen Autoinfektion aus dem körpereigenen Reservoir schafft der behandelnde Arzt durch seine Prophylaxe selber die Voraussetzung zur Probleminfektion, in der ihm dann vielfach nur noch die therapeutische Resignation einer vorantibiotischen Ära verbleibt.

Nicht zuletzt müssen pharmakokinetische Überlegungen in die Entscheidung einfließen. Bei Zentralisierung des Kreislaufs im Schock (Blutverlust) ist die Hämodynamik in der Peripherie weitgehend reduziert, der Antibiotica-Transport in das Gebiet der Verletzung ist somit nicht oder nicht mehr im erforderlichen Ausmaß gewährleistet. Selbst bei intaktem Kreislauf muß mit einer gestörten Gefäßversorgung des Wundgebietes gerechnet werden. Antibakteriell effektive Antibiotica-Konzentrationen sind daher vielfach nur noch durch höchste Dosen (i.v.-Applikation) per diffusionem zu erreichen. Gleiche Einschränkungen gelten auch für die Realisierung effektiver Wirkstoffspiegel in den Körperhohlräumen. Pharmakokinetische Erwägungen dieser Art und der bisher fehlende Nachweis einer infektionsverhütenden antibakteriellen Wirkung lassen damit — selbst bei nur noch schwer realisierbarer Applikation höchster Dosierungen — keinerlei Nutzen erwarten. Während nachteilige Wirkungen unverkennbar sind, fehlt im einschlägigen Schrifttum jede wissenschaftlich gesicherte *medizinische* Indikation für eine Antibiotica-Prophylaxe bei einer Verwundung oder Verletzung.

5 Literaturverzeichnis

1. Altemeier WA (1958) The problem of postoperative wound infection and its significance. Ann Surg 147 : 770—774
2. Altemeier WA (1966) Control of wound infection. J R Coll Surg Edinb 11 : 271—282
3. Altemeier WA, Alexander JW (1977) Surgical infections and choice of antibiotics. In: Sabiston DC Jr (ed) Textbook of surgery. The biological basis of modern surgical practice, 11th edn. Saunders, Philadelphia London Toronto
4. Altemeier WA, Wulsin JH (1960) Antimicrobial therapy in injured patients. J A M A 173 : 527—533
5. Altemeier WA, Culbertson WR, Sherman R, Cole W, Elstun W (1955) Critical reevaluation of antibiotic therapy in surgery. J A M A 157 : 305—309
6. Anderson WD (1973) Prophylactic antibiotics and endophthalmitis in Vietnam. Am J Ophtalmol 75 : 481—485
7. Anonymous XX (1973) Prophylaxis and treatment of tetanus and other clostridial wound infections. Med Lett Drugs Ther 15 : 39—40
8. Antoine H-M, Laurens A (1971) Usage rationnel de l'antibiothérapie prophylactique. Cah Med 12 : 1587—1593
8a. Ardsel PP Jr van (1968) The risk of penicillin reactions. Ann Intern Med 69 : 1071—1073
9. Bahrmann E, Schmauss AK (1974) Ätiologie, Klinik, Diagnose und Therapie des Gasbrandes. Z Milit Med 15 : 277—282
10. Barnes BA (1970) Prophylactic use of antibiotics. Infections: prophylaxis and management – a symposium. Surgery 67 : 369—370
11. Bartlett JG, Gorbach SL, Thadepalli H, Finegold SM (1974) Bacteriology of empyema. Lancet I : 338—340
12. Bartmann K (1974) Antimikrobielle Chemotherapie. Springer, Berlin Heidelberg New York
13. Bellinger SB (1972) Penetrating chest injuries in children. Ann Thorac Surg 14 : 635—644
14. Bergmann BR (1978) Double-blind study of antibiotic prophylaxis in compound and closed fractures. In: Siegenthaler W, Luthy R (eds) Current chemotherapy. Proceedings of the 10th Int Congr of Chemotherapy. Am Soc Microbiol, Washington
15. Boswick JA (1974) Wound care. Postgrad Med 55 : 171—177
16. Brawley BW, Kelly WA (1967) Treatment of basal skull fractures with and without cerebrospinal fluid fistula. J Neurosurg 26 : 57—61
17. Bryant LR (1977) Discussion: prophylactic antibiotics in the treatment of penetrating chest wounds. J Thorac Cardiovasc Surg 74 : 535—536
18. Callender C, Matory WE (1970) Abdominal trauma at the Howard University Hospital. J Natl Med Assoc 62 : 147—152
19. Caro D, Reynolds KW, Smith J de (1967) An investigation to evaluate a topical antibiotic in the prevention of wound sepsis in a casualty department. Br J Clin Pract 21 : 605—607
20. Cavalli-Sforza L (1974) Grundbegriffe der Biometrie, 4. Aufl. Fischer, Stuttgart
21. Conn JH, Hardy JD, Fain WR, Netterville RE (1963) Thoracic trauma: analysis of 1022 cases. J Trauma 3 : 22—40
22. Craven PC, Jorgensen JH, Kaspar RL, Drutz DJ (1977) Amikacin therapy of patients with multiply antibioticresistant serratia marcescens infections. Development of increasing resistance during therapy. Am J Med 62 : 902—910
23. Curtis PA, Garbrough DR (1977) Burns. In: Sabiston DC Jr (ed) Textbook of Surgery. The biological basis of modern surgical practice 11th edn. Saunders, Philadelphia London Toronto

24 Cushing RD (1977) Antibiotics in trauma. Surg Clin North Am 57 : 165–177
25 Day TK (1975) Controlled trial of prophylactic antibiotics in minor wounds requiring suture. Lancet II : 1174–1176
26 Derjabin II (1972) Grundsätze der Prophylaxe der Wundinfektion auf den Etappen des medizinischen Abtransports (Russisch). Voen Med Zh 146 : 22–25
27 Dickson JF, Hornberger HR Jr (1961) The operative management of thoracic and thoracoabdominal wounds in the combat zone in Korea. J Thorac Surg 41 : 318–324
28 Dudley HAF (1973) Some aspects of modern battle surgery. J R Coll Surg Edinb 18 : 67–75
29 Ebert PA (1977) Thoracic trauma: In: Sabiston DC Jr (ed) Textbook of surgery. The biological basis of modern surgical practice 11th edn. Saunders, Philadelphia London Toronto
31 Ellis H (1969) The place of antibiotics in surgical practice to-day. Ann R Coll Surg Engl 45 : 162–173
32 Fullen WD, Hunt J, Altemeier WA (1972) Prophylactic antibiotics in penetrating wounds of the abdomen. J Trauma 12 : 282–289
33 Galvin JR, Simon D de (1976) Infection rate of simple suturing. J A C E P 5 : 332–333
34 Gay B (1976) Die Versorgung der Gelegenheitswunde. Chirurg 47 : 644–648
35 Geldmacher J (1972) Wundheilungsstörungen nach offenen Handverletzungen. Langenbecks Arch Chir 332 : 479–484
36 Georg H, Hochberg K, Krebs H, Wysocki S (1965) Aufgeschobene Primärversorgung; klinische, tierexperimentelle, bakteriologische und histologische Untersuchungsergebnisse. Langenbecks Arch Chir 311 : 413–440
37 Gierhake FW (1975) Antibiotica und ihre Indikationen in der Chirurgie. Chirurg 46 : 10–15
38 Gierhake FW (1976) Wundheilungsstörungen und ihre Verhütung. Unfallheilkunde 79 : 457–460
39 Goldner JL (1971) The injured hand. A panel by correspondence. Arch Surg 103 : 691–700
40 Goldwyn RM (1971) The injured hand. A panel by correspondence. Arch Surg 103 : 691–700
41 Gray AR, Harrison WH Jr, Couves CM, Howard JM (1960) Penetrating injuries to the chest. Am J Surg 100 : 709–714
42 Greuer W (1977) Taschenbuch der Antibiotica-Therapie, 7. Aufl. Urban u. Schwarzenberg, München Berlin Wien
43 Grover FL, Richardson DJ, Fewel JG, Arom KV, Webb GE, Trinkle JK (1977) Prophylactic antibiotics in the treatment of penetrating chest wounds. J Thorac Cardiovasc Surg 74 : 528–536
44 Hagan RE (1971) Early complications following penetrating wounds of the brain. J Neurosurg 34 : 132–141
45 Hallmann L, Burkhardt F (1974) Klinische Mikrobiologie, 4. Aufl. Thieme, Stuttgart
46 Hegemann G (1963) Der Wandel der Infektion in der Chirurgie. Klinische Betrachtungen. Langenbecks Arch Chir 304 : 30–47
47 Heisterkamp C, Vernick J, Simmons RL, Motsumoto T (1969) Topical antibiotics in war wounds: a re-evaluation. Milit Med 134 : 13–18
48 Hellberg BW (1970) Tetanus prophylaxis – antibiotics versus antitetanus serum. S Afr Med J 44 : 496–499
49 Helwig H (1975) Antibiotika – Chemotherapeutika, 3. Aufl. Thieme, Stuttgart
50 Hierholzer G, Kleinig R (1976) Antibiotics and bone surgery. Unfallheilkunde 79 : 203–208
51 Hirsch HA (1978) Vorkommen und Bedeutung anaerober Keime in Gynäkologie und Geburtshilfe. Geburtshilfe Frauenheilkd 38 : 170–173
52 Holscher AA (1966) Onderzoek naar de waarde van profylactische penicillinebehandeling bij open handletsels. Ned Tijdschr Geneeskd 110 : 1005–1008
53 Illingworth CM (1973) Antibiotic prophylaxis in a children's hospital casualty department. Practitioner 210 : 693–697

54 Iselin M (1962) Aufgeschobene Dringlichkeit bei der Wundversorgung. Dtsch Z Chir 301 : 91–95
55 Isenberg HD, Painter BG (1974) Indigenous and pathogenic microorganisms of man. In: Lennette EH, Spaulding EH, Truant JP (eds) Manual of clinical microbiology, 2nd edn. American Society for Microbiology, Washington
56 Janos G (1970) Initial surgery of missile-caused wounds. Rev Int Serv Santé Armées Terre Mer Air 43 : 849–857
57 Jauregui L, Cushing RD, Lerner AM (1977) Gentamicin/amikacin-resistant gram-negative bacilli at Detroit General Hospital, 1975–1976. Am J Med 62 : 882–888
58 Jawetz E, Melnick JL, Adelberg EA (1977) Medizinische Mikrobiologie, 4. Aufl. Springer, Berlin Heidelberg New York
59 Joshi BB, Chaudhari SS (1971) Intravenous regional antibiotic perfusion as prophylaxis against infection in injured hands. Indian J Med Sci 25 : 392–394
60 Kaplan J (1971) The injured hand. A panel by correspondence. Arch Surg 103 : 691–700
61 Kapp JP (1977) An analysis of infections in neurosurgical wounds sustained in Vietnam. Milit Med 142 : 763–766
62 Kelleher JC (1971) The injured hand. A panel by correspondence. Arch Surg 103 : 691–700
63 Kennedy T, Premer RF, Lagaard S, Gustilo RB (1975) Management of tibial fractures. Minn Med 58 : 525–528
64 Kislak JW (1972) The susceptibility of bacteroides fragilis to 24 antibiotics. J Infect Dis 125: 295–299
65 Klastersky J, Sadeghi M, Brihaye J (1976) Antimicrobial prophylaxis in patients with rhinorrhea or otorrhea: a double-blind study. Surg Neurol 6 : 111–114
66 Klein RS, Berger SA, Yekutiel P (1975) Wound infection during the Yom Kippur War: observations concerning antibiotic prophylaxis and therapy. Ann Surg 182 : 15–21
67 Knothe H (1976) Tabellarium der Chemotherapie. Aesopus, Lugano München
68 Korcanov LS (1973) Die Behandlung von Schußverletzungen (Russisch). Voen Med Zh 147 : 22–25
69 Krayenbühl H (1970) Die akuten Schädel-Hirnverletzungen und ihre Frühbehandlung in den Sanitätshilfsstellen und dem Verbandplatz. 5. Int. Fortbildungskurs für junge Militärärzte, 14.–24. Sept., Magglingen, Schweiz
70 Lang E (1977) Präventive Antibiotikagabe – Grenzen und Indikationen für eine gezielte Prophylaxe. Ärztl Praxis 24 : 2183–2184
71 Latina JA (1975) The incidence of postoperative wound infections during the Vietnam conflict. Milit Med 140 : 354–355
72 Leacock FS, Arthur BC, Tildon TT (1975) Penetrating wounds of the chest. J Natl Med Assoc 67 : 149–154
73 Levitsky S, Annable CA, Thomas PA (1970) The management of empyema after thoracic wounding. J Thorac Cardiovasc Surg 59 : 630–634
74 Litwin MS, Drapanas T (1977) Trauma: management of the acutely injured patient. In: Sabiston DC Jr (ed) Textbook of surgery. The biological basis of modern surgical practice 11th edn. Saunders, Philadelphia London Toronto
75 Ljungquist U, Lund MD (1964) Wound sepsis after clean operations. Lancet I : 1095–1097
76 Lucas AO, Willis AJP (1965) Prevention of tetanus. Br Med J II : 1333–1336
77 Mandal AK, O'Donnell VA Jr, Sister Lou MA, Thadepalli H (1978) Evaluation of carbenicillin as a single antibiotic in the prevention of infections following abdominal trauma. In: Siegenthaler W, Luthy R (eds) Current chemotherapy. Proceedings of the 10th Int Congr of Chemotherapy. Am Soc Microbiol, Washington
78 McGee EE, Cauthen JC, Brackett CE (1970) Meningitis following acute traumatic cerebrospinal fluid fistula. J Neurosurg 33 : 312–316
79 Meyer RD, Lewis RD, Finegold SM (1977) Amikacin therapy for gram-negative septicemia. Am J Med 62 : 930–935
80 Mincy JE (1966) Posttraumatic cerebrospinal fluid of the frontal fossa. J Trauma 6 : 618–621

81 Mortimer EA Jr (1968) Rational use of prophylactic antibiotics in children. Pediatr Clin North Am 15 : 261–273
82 Naumann P (1974) Zum gegenwärtigen Stand einer Standardisierung der Resistenzbestimmung in Deutschland. Infection 2 : 52–55
83 Naumann P (1978) Antibiotika in Prophylaxe und Therapie. In: Wedel K-W (Hrsg) Kriegschirurgie Symposium 1977. Wehr und Wissen, Koblenz Bonn
84 Noyes HE, Nguyen HC, Lee TL, Duong HM, Kannikar P, Cecil P (1967) Delayed topical antimicrobials as adjuncts to systemic antibiotic therapy of war wounds: bacteriologic studies. Milit Med 132 : 461–468
85 Odom GL (1977) Craniocerebral injuries. In: Sabiston DC Jr (ed) Textbook of surgery. The biological basis of modern surgical practice 11th edn. Saunders, Philadelphia London Toronto
86 Oparah SS, Mandal AK (1976) Penetrating stab wounds of the chest: experience with 200 consecutive cases. J Trauma 16 : 868–872
87 Otten H, Plempel M, Siegenthaler W (1975) Antibiotica-Fibel, 4. Aufl. Thieme, Stuttgart
88 Paterson JA, Cardo VA Jr, Stratigos GT (1970) An examination of antibiotic prophylaxis in oral and maxillofacial surgery. J Oral Surg 28 : 753–759
89 Patzakis MJ (1975) The use of antibiotics in open fractures. Surg Clin North Am 55 : 1439–1444
90 Pschyrembel W (1977) Klinisches Wörterbuch, 253. Aufl. De Gruyter, Berlin New York
91 Raaf J (1967) Posttraumatic cerebrospinal fluid leaks. Arch Surg 95 : 648–651
92 Raskind R, Doria A (1966) Cerebrospinal fluid rhinorrhea and otorrhea of traumatic origin. Int Surg 46 : 223–226
92a Redwitz E von (1949) Klinische Erfahrung mit der Anwendung der Chemotherapie in der Chirugie. Langenbecks Arch Chir 264 : 124–157
93 Report of Ad Hoc Committee on Trauma (1964) Prophylactic antibiotics. Ann Surg [Suppl 2] 160 : 73–78
94 Ritzerfeld W, Kienitz M (1968) Bakterienflora des gesunden Menschen. In: Reploh H, Otte H (Hrsg) Lehrbuch der Medizinischen Mikrobiologie, 3. Aufl. Fischer, Stuttgart
95 Robbs J (1972) The clinical evaluation of polynoxylin as an aerosol in the prevention of wound sepsis. Br J Clin Pract 26 : 127–128
96 Roberts AHN, Teddy PJ (1977) A prospective trial of prophylactic antibiotics in hand lacerations. Br J Surg 64 : 394–396
97 Roemer GB (1968) Untersuchungen über die antibakterielle Wirkung neuerer Antibiotika auf Welch-Fraenkelsche Gasbrandbazillen (Cl. perfringens). Dtsch Med Wochenschr 93 : 2205–2207
98 Romanoff H (1975) Prevention of infection in war chest injuries. Ann Surg 182 : 144–149
99 Rotter M, Lackner F, Pichler H, Wewalka G (1977) MT Kongreßbericht: Ist die routinemäßige Chemoprophylaxe noch vertretbar? Med Trib 12/50 : 41
100 Rotter M, Pichler H, Wewalka G, Lackner F (1977) Chemoprophylaxis in intensive care. In: Siegenthaler W, Luthy R (eds) Current chemotherapy. 10th International Congress of Chemotherapy, Sept. 18–23, Am Soc Microbiol, Washington Zürich
101 Sachs L (1974) Angewandte Statistik, 4. Aufl. Springer, Berlin Heidelberg New York
102 Samson RH, Altman RF (1977) Antibiotic prophylaxis for minor lacerations. Controlled clinical trial. NY State J Med 77 : 1728–1730
103 Schneeweiss U (1968) Allgemeine Mikrobiologie. De Gruyter, Berlin
104 Scherer H, Born D (1965) Erfahrungen mit dem Lokalantibiotikum Nebacetin bei chirurgischen Erkrankungen. Münch Med Wochenschr 107 : 2442–2446
105 Schink W (1976) Die Behandlung der Gelegenheitswunde. Unfallheilkunde 79 : 461–465
106 Schwartzman JD, Reller LB, Wang W-LL (1977) Susceptibility of clostridium perfringens isolated from human infections to twenty antibiotics. Antimicrob Agents Chemother 11 : 695–697

107 Seidenstein M, Salomons MM, Herbsman H, Shaftan GW (1970) Evaluation of local antibiotic instillation in extremity wounds. Surgery 68 : 809–812
108 Smyth NPD, Hughes RK, Cornwell EE (1961) Penetrating thoracic wounds. Am Surg 27 : 770–774
109 Stone HH, Hester TR Jr (1972) Topical antibiotic and delayed primary closure in the management of contaminated surgical incisions. J Surg Res 12 : 70–76
110 Stone HH, Hester TR Jr (1973) Incisional and peritoneal infection after emergency celiotomy. Ann Surg 177 : 669–778
111 Takaro T (1977) The pleura and empyema. In: Sabiston DC Jr (ed) Textbook of surgery. The biological basis of modern surgical practice 11th edn. Saunders, Philadelphia London Toronto
112 Taylor GW (1960) Preventive use of antibiotics in surgery. Br Med Bull 16 : 51–54
113 Thadepalli H, Gorbach SL, Broido PW, Norsen J, Nyhus L (1973) Abdominal trauma, anaerobes, and antibiotics. Surg Gynecol Obstet 137 : 270–276
114 Thomssen R (1973) Soll bereits bei der Erstversorgung (Erste Hilfe, erste ärztliche Versorgung) von Verletzten und Verwundeten mit der Infektionsprophylaxe durch Antibiotika begonnen werden und unter welchen Voraussetzungen? Wehrmed Monatsschr 17 : 312–317
115 Timme K-U (1971) Prophylaxe und Therapie bakteriell bedingter Wundheilungsstörungen. ZFA (Stuttgart) 47 : 1530–1532
116 Todd JC (1968) Wound infection: etiology, prevention, and management. Surg Clin North Am 48 : 787–798
117 Virgilio RW (1970) Intrathoracic wounds in battle casualties. Surg Gynecol Obstet 130 : 609–615
118 Wiesmann E (1978) Medizinische Mikrobiologie, 4. Aufl. Thieme, Stuttgart
119 Wood PB (1971) Wound infection in undressed sutured wounds of the hand. Br J Surg 58 : 43–45
120 Wysocki S, Grözinger E-H, Gross R (1970) Gasbrand 1944 bis 1968. Therapiewoche 20 : 1338
121 Wysocki S (1972) Antibakterielle Chemotherapie in der Chirurgie. Dtsch Med J 23 : 296–300
122 Zallen RD, Curry JT (1975) A study of antibiotic usage in compound mandibular fractures. J Oral Surg 33 : 431–434

Sachverzeichnis

Abdominalverletzung 21, 23, 25, 45
Abstrichuntersuchung 11
Abszeß 21, 22, 23, 24, 25, 28, 30
Abwehrlage 3
Aerobacter 12, 28, 35
Aerosol 8, 9
Alcaligenes 12
Allergie 12, 25
Allergisierung 45
Allgemeinversorgung 3
Allgemeinzustand 3, 6
Ampicillin 12, 28, 29, 31, 41, 42
Anaerobier 6, 21, 23, 24, 25, 26, 28, 33, 34, 43, 44
Anaphylaxie 2
Antisepsis 1, 7, 8, 9
Antisepticum 12, 13, 15
Antitetanusserum 43, 44
Arbeitsunfähigkeit 8
Asepsis 1
Asthma bronchiale 24
Augenverletzung 32, 40

Bacitracin 5, 6, 7, 8, 9, 11, 16, 20, 23
Bactericidie 8, 34
Bacteriostase 34
Bacteroides 18, 24, 33
Bagatellverletzung 5, 9, 11, 15
Bauchhöhle 21
Bauchverletzung 21, 22, 23, 24, 26
Benethamin-Penicillin 13
Benzyl-Penicillin 14, 18, 20
Brandwunde 1
breakpoint 10
Breitband-Antibiotica 21, 42

Carbenicillin 24, 25, 26, 42
Cefalexin 18, 19, 20, 33
Cefalothin 17, 18, 19, 20, 23, 24, 25, 26, 32, 34
Cephalosporine 12, 17, 18, 19, 41
Cetrimid 9

Chi-Quadrat-Test 8, 9, 14, 18, 40
Chloramphenicol 22, 25, 28, 34, 35, 36, 37, 38, 40, 41, 42
Chlorhexidin 8, 9
Clindamycin 21, 23, 25, 26, 29, 31, 33
Clostridium 11, 24, 25, 43
– perfringens 6, 24, 42
– tertium 24
– welchii 7
Cloxacillin 28, 31
Colistin 34, 42
Colitis 29
Co-Trimoxazol 12, 42
Craniektomie 35

Darmflora 46
Darminhalt 21
Darmkeim 21
Desinfektion 12, 13
Diarrhoe 29
Dicloxacillin 9, 10, 11, 18, 19, 20
Dickdarmflora 22
Drainage 29
Dura mater 35

E. coli 12, 13, 17, 20, 23, 24, 25, 27, 28, 31, 32, 42
Endophthalmitis 40
Ekzem 18
Empyem 22, 25, 27, 28, 29, 30, 31
Empyemeiter 27
Enterobacter 7, 11, 24, 29, 34, 42
Enterobacteriaceae 10, 33
Enterokokken 7, 11, 16, 17, 20, 21, 28, 34
Erregerwechsel 1
Erythromycin 12, 33, 38, 42
Exanthem 24
Extremitätenverletzung 12, 15, 16, 18, 19, 20

2 x 2-Felder-Tafel 13
Fieber 26, 29

Fingerverletzung 13
Flucloxacillin 14
Fraktur 15, 16, 17, 18
Fremdkörper 3

Gasbrand 42
Gasbrandinfektion 42, 43, 45
Gasbrandsporen 44
Gastrointestinaltrauma 22
Gelegenheitswunde 5, 6
Gentamicin 6, 21, 41
Gesichtsschädel 32
Gesichtsverletzung 10
Gewebsreizung 45

Hafnia 17, 20
Handverletzung 12, 13, 14
Hämodynamik 46
Hämopneumothorax 27, 31
Hämothorax 27, 29, 31
Hautausschlag 1, 19
Hirnabszeß 34, 35
Hospitalflora 1, 17

Infektionsverhütung 1, 2
Infektionsmanifestation 3, 4
Inkubationszeit 3

Juckreiz 19

Kanamycin 18, 20, 23, 24, 25, 32
Keflin 23
Keim, coliformer 7, 11, 16
Keiminoculum 3, 15
Keimselektionierung 1, 2
Keimverschleppung 3
Keimvirulenz 3
Klebsiella 17, 20, 23, 24, 25, 26, 28, 29, 34, 35, 42
Knochenfragment 34
Knochenverletzung 15
Kontaminationsflora 45
Kopfschwartenverletzung 10
Krankheitsverlauf 3
Kreislauf 46

Laurein 16

Leberabszeß 27
Leukocytose 29
Lincomycin 12, 32, 33
Liquordiffusion 34
Liquorfistel 35
Liquorgängigkeit 34
Liquorrhoe 32, 35, 36, 38
Liquorspiegel 36
Lösung 8
Lungenabszeß 27, 28

Marfanil 16
MKB = minimale bactericide Konzentration 42
Mediastinalverletzung 31
Meningitis 34, 35, 36, 37, 38, 39
MHK = minimale hemmende Konzentration 10
Mikrokokken 32
Mischflora 11, 33, 42
Morphocyclin 16

Nasenabstrich 33
Nebenwirkungen 1, 2, 18, 30
Nebenwirkungsrate, nephrotoxisch 34
–, neurotoxisch 34
Neisserien 32
Neomycin 6, 8, 9, 11, 16, 20, 23
Neosporin 16, 23, 24
Nosokomialinfektion 42
Notlaparotomie 22

Osteomyelitis 15
Otorhinorrhoe 36, 38
Otorrhoe 35, 36, 37, 38, 39
Oxacillin 29
Oxytetracyclin 20

Penicillin 2, 6, 7, 9, 10, 11, 14, 15, 17, 20, 21, 25, 26, 27, 28, 29, 30, 31, 33, 34, 35, 36, 37, 38, 39, 41, 42, 45
Penicillinallergie 22
Penicillinase 15
Penicillinempfindlichkeit 32
Penicillinresistenz 7, 9, 32
Placebo 18, 29, 31, 39
Pleurahöhle 26

Pneumokokken 13, 36, 38
Pneumonie 22, 25, 27, 29, 30, 31, 34
Pneumothorax 27, 31
Polybactrim 16
Polymyxin B 8, 9, 11, 16, 20, 23
Polynoxylin 14
Povidon-Jod 9
Probleminfektion 46
Problemkeime 17, 19
Procain-Penicillin 12, 14, 16, 36, 38
Proteus 8, 11, 17, 20, 28, 29
Pseudomonas 7, 16, 17, 20, 24, 25, 26, 36, 38, 40
– aeruginosa 11, 12, 13, 23, 28, 34, 42
Puder 6, 8

Quetschung 5, 12

Reaktion, allergische 1, 19
Resistenzentwicklung 8, 15
Resistenzquote 6
Resistenzsteigerung 8
Rhinorrhoe 35, 36, 37, 38, 39
Rolitetracyclin 14

Salbe 8
Schädelfraktur 35, 36
Schädel-Hirn-Verletzung 32, 33, 39
Schädelverletzung 32, 35, 36, 37, 38
Schock 22, 46
Schußverletzung 16, 40
Selbsthilfe 5
Selektionierung 18, 33
Selektionsdruck 1, 35, 46
Selektionsmechanismus 42
Sepsis 17, 21, 22, 23, 24, 25
Septicämie 22, 24
Serratia 17, 18, 20, 26, 34
– marcescens 22, 25, 34
Sicherheitsstreben 45
Spätschäden 1
Splitterverletzung 40
Spray 7, 8, 11, 16, 20, 23
Staphylococcus albus 8, 9, 11, 20, 34, 37, 38, 39
– aureus 7, 8, 9, 10, 11, 12, 13, 14, 15, 16, 17, 20, 23, 25, 28
– epidermidis 7
Streptococcus pyogenes 42
Streptokokken, hämolysierend 7, 13
–, vergrünend wachsend 32
Streptomycin 12, 16, 17, 20, 21, 26, 27, 28, 29, 30, 31, 36, 38, 41, 42
Studien, tierexperimentelle 1
Stylus 8
Sulfadiazin 36, 38

Testung, bakteriologische 8
Tetanus 43
Tetracyclin 6, 9, 10, 11, 12, 16, 22, 25, 26, 41, 45
Thoracoabdominalverletzung 21
Thoracotomie 27, 29, 31
Thoraxverletzung 21, 26, 27, 28, 29, 30, 31
Thrombophlebitis 18, 19, 20, 24, 25, 45
Tierversuch 1
Toxizität 2, 15, 45
Triplopen 14

Überempfindlichkeitsreaktion 10
Universalhilfe 1

Verbrennung 1, 2
Verfügbarkeit 29
Verschleierung 43
Virulenz 13

Weichteil-Knochenverletzung 15
Weichteilverletzung 32
Werbung 2
Wirkstoffkonzentration 3
Wirkstoffspiegel 6, 41, 44, 46
Wundheilungsstörung 5, 6, 12, 16
–, aseptische 6
Wundsetzung 3, 5
Wunschdenken 40

Hefte zur Unfallheilkunde

Beihefte zur Zeitschrift „Unfallheilkunde/Traumatology"
Herausgeber: J. Rehn, L. Schweiberer

120. Heft
Knochenverletzungen im Kniebereich
1975. DM 36,–; approx. US $ 20.20
ISBn 3-540-07200-4

121. Helft
38. Jahrestagung
der Deutschen Gesellschaft für Unfallheilkunde, Versicherungs-, Versorgungs- und
Verkehrsmedizin e.V.
1975. Vergriffen

122. Heft: B. Friedrich
**Biomechanische Stabilität und post-
traumatische Osteitis**
1975. DM 55,–; approx. US $ 30.80
ISBN 3-540-07468-6

123. Heft: T.P. Rüedi
Titan und Stahl in der Knochenchirurgie
1975. DM 49,–; approx. US $ 27.50
ISBN 3-540-07469-4

124. Heft
**10. Tagung der Österreichischen
Gesellschaft für Unfallchirurgie**
1975. DM 98,–; approx. US $ 54.90
ISBN 3-540-07495-3

125. Heft
Bandverletzungen am Knie
1975. DM 36,–; approx. US $ 20.20
ISBN 3-540-07374-4

126. Heft
**2. Deutsch-Österreichisch-Schweizerische
Unfalltagung in Berlin**
1976. DM 120,–; approx. US $ 67.20
ISBN 3-540-07892-4

127. Heft
Knorpelschaden am Knie
1976. DM 48,–; approx. US $ 26.90
ISBN 3-540-07599-2

128. Heft
**Meniscusläsion und posttraumatische
Arthrose am Kniegelenk**
1976. Vergriffen

129. Heft
**40. Jahrestagung der Deutschen Gesellschaft
für Unfallkeilkunde e.V.**
1977. DM 120,–; approx. US $ 67.20
ISBN 3-540-08261-1

130. Heft
**12. Tagung der Österreichischen
Gesellschaft für Unfallchirurgie**
1978. DM 98,–; approx. US $ 54.90
ISBN 3-540-08598-X

131. Heft
Verletungen des oberen Sprunggelenkes
1978. DM 56,–; approx. US $ 31.40
ISBN 3-540-08599-8

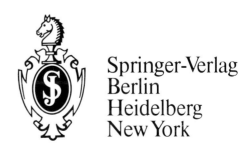

Springer-Verlag
Berlin
Heidelberg
New York

Hefte zur Unfallheilkunde

Beihefte zur Zeitschrift „Unfallheilkunde/Traumatology"
Herausgeber: J. Rehn, L. Schweiberer

132. Heft
41. Jahrestagung der Deutschen Gesellschaft für Unfallheilkunde e. V.
1978. DM 120,:; approx. US $ 67.20
ISBN 3-540-08832-6

133. Heft
Arthrose und Instabilität am oberen Sprunggelenk
1978. DM 58,–; approx. US $ 32.50
ISBN 3-540-08970-5

134. Heft
13. Tagung der Österreichischen Gesellschaft für Unfallchirurgie
1979. DM 98,–; approx. US $ 54.90
ISBN 3-540-09180-7

135. Heft: M. Weinreich
Der Verkehrsunfall des Fußgängers
1979. DM 36,–; approx. US $ 20.20
ISBN 3-540-09217-X

136. Heft: F. E. Müller
Die Infektion der Brandwunde
1979. DM 32,–; approx. US $ 18.00
ISBN 3-540-09354-0

137. Heft: H. Jahna, H. Wittich, H. Hartenstein
Der distale Stachungsbruch der Tibia
1979. DM 58,–; approx. US $ 32.50
ISBN 3-540-09435-0

138. Heft
42. Jahrestagung der Deutschen Gesellschaft für Unfallheilkunde e. V.
1979. DM 88,–; approx. US $ 49.30
ISBN 3-540-09494-6

139. Heft: U. Lanz
Ischämische Muskelnekrosen
1979. DM 38,–; approx. US $ 21.30
ISBN 3-540-09436-9

140. Heft
Frakturen und Luxationen im Beckenbereich
1979. DM 56,–; approx. US $ 31.40
ISBN 3-540-09647-7

141. Heft
14. Tagung der Österreichischen Gesellschaft für Unfallchirurgie
6. bis 7. Oktober 1978, Salzburg
1980.
ISBN 3-540-09878-X
In Vorbereitung

142. Heft: P. Hertel
Frische Kniebandverletzungen
1980.
ISBN 3-540-09847-X
In Vorbereitung

144. Heft: J. Harms
Untersuchungen über die Biokompatibilität verschiedener orthopädischer Implantatwerkstoffe
1980.
ISBN 3-540-09852-6
In Vorbereitung

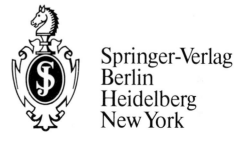

Springer-Verlag
Berlin
Heidelberg
New York